I0045896

(Couvert en Couverture)

MINISTÈRE DE L'INSTRUCTION PUBLIQUE

CAISSE NATIONALE DES RECHERCHES SCIENTIFIQUES

RECHERCHES

SUR

184136

L'ÉPURATION BIOLOGIQUE ET CHIMIQUE
DES EAUX D'ÉGOUT

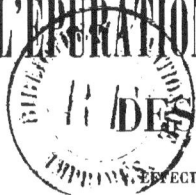

EFFECTUÉES A L'INSTITUT PASTEUR DE LILLE

ET A LA STATION EXPÉRIMENTALE DE LA MADELEINE

PAR

LE Dʳ A. CALMETTE
Membre correspondant de l'Institut et de l'Académie de Médecine

AVEC LA COLLABORATION DE MM.

E. ROLANTS
Chef de laboratoire à l'Institut Pasteur de Lille

F. CONSTANT
Préparateur à l'Institut Pasteur de Lille

E. BOULLANGER
Chef de laboratoire à l'Institut Pasteur de Lille

L. MASSOL
Préparateur à l'Institut Pasteur de Lille

ET DE

M. LE PROFESSEUR A. BUISINE
Directeur de l'Institut de Chimie de la Faculté des Sciences de Lille

PREMIER VOLUME

PARIS

MASSON ET Cⁱᵉ, ÉDITEURS
120, BOULEVARD SAINT-GERMAIN

1905

T 40
C
248

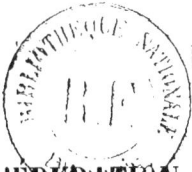

RECHERCHES

L'ÉPURATION BIOLOGIQUE ET CHIMIQUE

DES EAUX D'ÉGOUT

BIBLIOTHEQUE NATIONALE R.F.

Tous droits réservés

MINISTÈRE DE L'INSTRUCTION PUBLIQUE

CAISSE NATIONALE DES RECHERCHES SCIENTIFIQUES

RECHERCHES

SUR

L'ÉPURATION BIOLOGIQUE ET CHIMIQUE DES EAUX D'ÉGOUT

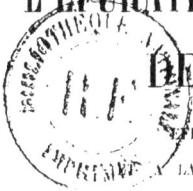

EFFECTUÉES A L'INSTITUT PASTEUR DE LILLE
ET A LA STATION EXPÉRIMENTALE DE LA MADELEINE

PAR

LE Dʳ A. CALMETTE
Membre correspondant de l'Institut et de l'Académie de Médecine

</

AVEC LA COLLABORATION DE MM.

E. ROLANTS
Chef de laboratoire à l'Institut Pasteur de Lille

F. CONSTANT
Préparateur à l'Institut Pasteur de Lille

E. BOULLANGER
Chef de laboratoire à l'Institut Pasteur de Lille

L. MASSOL
Préparateur à l'Institut Pasteur de Lille

ET DE

M. LE PROFESSEUR A. BUISINE
Directeur de l'Institut de Chimie de la Faculté des Sciences de Lille

PREMIER VOLUME

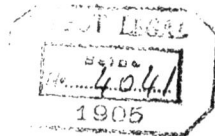

DÉPÔT LÉGAL
Seine
N° 404
1905

PARIS
MASSON ET Cⁱᵉ, ÉDITEURS
120, BOULEVARD SAINT-GERMAIN

1905

INTRODUCTION

———

Tous les êtres vivants, depuis les microbes jusqu'à l'homme, produisent des excrétions, résidus de leur nutrition et de leur activité vitale, dont l'accumulation ne tarde pas à devenir nuisible pour leur existence. La levure de bière périt en quelques semaines dans le moût sucré dont elle a achevé la fermentation alcoolique : de même, les animaux supérieurs et l'homme succomberaient bientôt s'ils étaient obligés de vivre au milieu de leurs déjections. Mais la faculté qu'ils possèdent de se mouvoir sur de larges espaces leur permet heureusement de s'en éloigner.

Les anciens hommes menaient une vie nomade : aussitôt que l'endroit où ils campaient devenait insalubre, ils s'en allaient ailleurs. Le problème de la destruction des immondices ne présentait donc pour eux aucun intérêt. Plus tard, les peuples plus policés éprouvant le besoin de construire des villes, établirent celles-ci au bord de la mer ou sur les rives des cours d'eau qui leur servaient en même temps de voies d'accès et d'égouts.

De nos jours, il en est encore ainsi pour beaucoup de grandes cités : Marseille, Toulon, Bordeaux, Lyon, Nantes, rejettent à la mer ou dans des fleuves la plupart de leurs résidus. Paris, Londres, New-York, Liverpool, Hambourg faisaient de même jusqu'à ces dernières années. Mais l'abondance des déchets de ces énormes agglomérations devint si considérable, que les fleuves restaient souillés sur une longue étendue de leur parcours et que la mer ramenait constamment sur les rivages la plus grande partie des immondices qu'on y déversait.

Un tel état de choses présentait de graves dangers pour la santé publique. On assistait de temps à autre à des hécatombes meurtrières causées par de terribles épidémies de peste, de choléra ou de typhus. Ces maladies, dont la cause était alors ignorée, fauchaient d'un seul coup des multitudes de vies humaines.

Lorsqu'on s'aperçut enfin qu'on pouvait les empêcher de se propager et de naître, et qu'il suffisait pour cela d'assainir les demeures, d'éloigner les ordures et de procurer aux habitants des villes une eau potable indemne de toute pollution, les autorités publiques se virent contraintes d'édicter des mesures pour faciliter l'évacuation et la destruction des immondices et pour protéger les cours d'eau.

Bientôt, la plupart des nations civilisées élaborèrent des lois et des règlements prescrivant l'interdiction de déverser dans les rivières ou les fleuves des matières excrémentielles ou résiduaires. Mais comme il n'existait aucun moyen pratique de se débarrasser de celles-ci autrement qu'en les utilisant comme engrais, et que cette utilisation n'était possible que dans un petit nombre de circonstances, les lois et règlements restèrent le plus souvent inappliqués.

On dut alors se mettre à la recherche de procédés permettant de purifier les eaux d'égout et de les rendre inoffensives. De nombreux travaux ont été entrepris dans ce but depuis près d'un demi-siècle, surtout en Angleterre, en Amérique et en France, sur le rôle épurant du sol cultivé, puis sur l'épuration par divers réactifs chimiques, puis enfin sur la filtration intermittente et l'épandage.

Quelques-uns de ces systèmes donnèrent des résultats très satisfaisants. Mais les uns étaient subordonnés à la qualité du sol et exigeaient des surfaces énormes dont on ne pouvait qu'exceptionnellement disposer au voisinage des villes. Les autres, défendus pour la plupart par des droits de brevets et qui devaient, au dire de leurs auteurs, procurer des bénéfices considérables par l'exploitation des matières fertilisantes contenues dans les eaux d'égout, ne produisirent que des déboires, de sorte qu'un très grand nombre de villes et d'établissements industriels, se trouvant dans l'impossibilité de garantir aux autorités sanitaires que les cours d'eau seraient préservés de toute contamination, ont préféré jusqu'ici renoncer à l'établissement de réseaux d'égout et même à la construction de water-closets !

Tout récemment (1895) un procédé nouveau, basé sur l'activité destructive des microbes à l'égard de la matière organique, fut proposé par un chimiste anglais, *Dibdin*, et éveilla aussitôt l'intérêt du monde savant. Le principe qu'il tentait d'appliquer était ingénieux. Il s'appuyait d'ailleurs sur des faits scientifiques déjà antérieurement bien établis. On l'expérimenta en toute hâte dans quelques localités d'Angleterre et, sauf dans la grande ville industrielle de *Manchester*, où il a fait l'objet d'études pratiques d'une importance considérable, on le compliqua comme à plaisir, sans chercher à étayer sur des bases scientifiques les conditions de son fonctionnement : chacun voulut en tirer parti pour en faire l'objet de nouveaux brevets susceptibles d'être exploités avec profit.

Cette course aux « patentes » amena forcément des mécomptes : des échecs furent signalés, et l'on vit bientôt des ingénieurs sanitaires éminents proclamer bruyamment la faillite des *procédés biologiques* que d'aucuns estimaient devoir supplanter tous les autres systèmes, y compris l'*épandage*.

La question en était là lorsqu'un « *consortium* » *de propriétaires et de communes*, riverains de trois rivières de la région du Nord, la *Deule*, la *Marque* et la *Lys*, effroyablement polluées par les villes et les industries avoisinantes, se préoccupa, concurremment avec l'Union des syndicats de pêcheurs à la ligne de France, d'organiser une campagne pour empêcher les déversements d'eaux résiduaires dans les cours d'eau (¹).

___

(¹) Le dévoué président du « *Consortium* » *du Nord*, M. Ory, propriétaire à Lambersart, près Lille, fut presque aussitôt élu président de l'Union des syndicats des pêcheurs à la ligne de France, et c'est en grande partie à ses

Et comme il ne suffisait pas de créer un mouvement d'opinion favorable et qu'il était avant tout indispensable de pouvoir indiquer aux intéressés comment il leur serait pratiquement possible de se débarrasser de leurs résidus, l'Institut Pasteur de Lille fut prié d'entreprendre l'étude des meilleurs systèmes d'épuration.

Des subsides importants, accordés par la *Caisse nationale des recherches scientifiques*, permirent d'aborder la solution du problème hors de nos laboratoires, dans une station expérimentale créée par nos soins près de Lille, sur le territoire du faubourg de la Madeleine, à l'embouchure d'un égout collectant à la fois des eaux-vannes ménagères et des eaux industrielles particulièrement difficiles à traiter.

C'est là que furent entrepris, à partir du 4 juillet 1904, les travaux qu'on trouvera condensés dans ce volume.

J'ai fait appel, pour les exécuter, au concours éclairé de mon collègue et ami, le professeur *Buisine*, directeur de l'École de chimie de la Faculté des sciences de Lille, et à celui de quelques-uns de mes collaborateurs immédiats à l'Institut Pasteur de Lille, particulièrement M. *Rolants* et MM. *Marmier, Boulanger, Constant* et *Massol*.

Qu'il me soit permis de les remercier de l'aide efficace et toujours dévouée qu'ils m'ont prêtée.

Je dois aussi un témoignage de très vive gratitude à M. *Le Noan*, conducteur des ponts et chaussées, qui a bien voulu contribuer à notre tâche commune en exécutant les plans de nos installations expérimentales de la Madeleine et en surveillant lui-même tous les détails de leur construction ([1]).

Grâce à tant de bonnes volontés au service de la même cause, nous espérons, mes collaborateurs et moi, avoir déjà

---

efforts personnels qu'est due l'intervention active des pouvoirs publics dans cette question de l'assainissement des rivières.

([1]) Je tiens à remercier aussi mon élève M. Cavel, ingénieur civil, pour l'obligeance avec laquelle il s'est chargé de dessiner quelques-unes des planches schématiques de ce mémoire.

contribué avec quelque succès aux progrès de nos connais-
sances sur l'assainissement des villes et des industries.

Nous continuerons notre œuvre qui est encore loin d'être
achevée, et nous nous efforcerons de justifier la confiance que
le Conseil d'administration de la Caisse Nationale des Recherches scientifiques veut bien nous manifester en nous accor-
dant les moyens de poursuivre nos travaux.

Dr A. CALMETTE.

RECHERCHES

L'ÉPURATION BIOLOGIQUE ET CHIMIQUE

DES EAUX D'ÉGOUT

CHAPITRE PREMIER

GÉNÉRALITÉS SUR L'ÉPURATION DES EAUX D'ÉGOUT

Composition des eaux d'égout. — Eaux d'égout des villes et eaux rési-
duaires industrielles. — Principes de l'épuration par les procédés
chimiques, l'irrigation agricole et la filtration intermittente.

Il importe, en premier lieu, de bien définir ce qu'il faut
entendre par le terme *épuration* des eaux d'égout. Longtemps
on a confondu l'*épuration* avec la *clarification*. Or, la *clarifica-*
tion des eaux résiduaires, — comme celle des eaux potables, —
se borne à séparer mécaniquement, ou à précipiter par des
réactifs chimiques, les articules flottantes non dissoutes ou
coagulables. Elle ne réalise pas une véritable *épuration*, car
elle laisse intactes une partie ou la totalité des substances
dissoutes, telles que les sucres, les amides, l'ammoniaque. Or,
l'eau qui renferme une proportion plus ou moins considérable
de ces substances est putrescible; elle reste quelquefois nau-
séabonde; elle pollue les cours d'eau et elle est nuisible à la
vie des poissons et des plantes. On ne peut donc pas la considérer comme *épurée*.

Toutes les fois qu'on traite des eaux d'égout par la simple
décantation ou par des réactifs divers : chaux, sulfate d'alumine, sulfate ferreux ou sulfate ferrique, chlorures ou hypo-
chlorites alcalins, on fait de la *précipitation chimique*; on
débarrasse l'eau des matières albuminoïdes coagulables et des
corps flottants, mais l'*épuration* reste incomplète.

CALMETTE.   1

Pour réaliser une *épuration* véritable, il faut que les matières organiques soient entièrement décomposées et ramenées à l'état de *matière minérale*, c'est-à-dire de nitrates ou d'azote libre, d'acide carbonique, d'hydrogène ou d'hydrocarbures gazeux et d'eau.

Les seuls agents capables d'effectuer cette désintégration moléculaire des substances organiques sont les *microbes* ou la *combustion directe par le feu*.

L'emploi du feu est impraticable, puisqu'il faudrait évaporer d'abord les eaux d'égout pour calciner ensuite leurs résidus secs et que la dépense de combustible qui en résulterait serait énorme.

On ne peut donc s'adresser qu'aux *microbes* qui sont les agents naturels de décomposition et de désagrégation de tous les détritus végétaux, des fumiers et des cadavres d'animaux que l'on enfouit dans la terre ou qui s'accumulent à la surface de celle-ci. Ce sont ces mêmes microbes qui réalisent d'ailleurs en grande partie l'épuration dite *spontanée* des rivières ou des fleuves auxquels l'homme confie le soin d'éloigner de lui les déchets de la vie.

C'est grâce à eux aussi que, dans les procédés de l'*épandage*, le sol cultivé transforme les souillures de toutes sortes qu'on déverse à sa surface, en éléments gazeux qui s'échappent dans l'atmosphère sous forme de vapeur d'eau, d'azote libre ou d'acide carbonique, et en nitrate de chaux qui sert d'aliments aux plantes.

Il était donc tout indiqué qu'à partir du moment où ce rôle des microbes nous fut révélé par la science, on cherchât à adapter ceux-ci plus directement à nos besoins de destruction rapide des résidus de nos agglomérations et de nos industries.

Et c'est ainsi qu'on a été amené à la découverte des procédés récents d'*épuration biologique*, sur lesquels l'attention des ingénieurs sanitaires et des hygiénistes du monde civilisé est aujourd'hui concentrée.

I. **Composition des eaux d'égout**. — Les eaux d'égout des villes contiennent en proportions extrêmement variables deux sortes de substances organiques :

1° Des substances *ternaires*, composées de *carbone*, *d'oxygène* et *d'hydrogène*, et dont les plus importantes sont les résidus cellulosiques de papier ou de végétaux, l'amidon, les dextrines et les sucres, les alcools, les acides organiques (lactique, malique, succinique, etc.), et les graisses ;

2° Des substances *quaternaires* composées elles aussi de *carbone*, *d'oxygène* et *d'hydrogène* et, en plus, *d'azote*, avec des proportions plus ou moins considérables d'autres corps minéraux simples tels que le soufre, le phosphore, l'arsenic, le fer, le manganèse, les métaux alcalins ou alcalino-terreux, etc. On les trouve dans les résidus animaux et dans une foule de détritus végétaux. Les principales sont la fibrine, les albumines, les caséines, la lécithine, l'urée, le gluten, etc.

La désintégration moléculaire des substances *ternaires* s'effectue surtout par des microbes anaérobies ou par des espèces microbiennes capables de vivre à l'abri de l'oxygène de l'air. Ces microbes empruntent alors l'oxygène dont ils ont besoin comme tous les êtres vivants, aux substances mêmes qu'ils décomposent, et cette décomposition aboutit à la formation d'hydrogène libre ou d'hydrogène carboné (gaz des marais), et d'acide carbonique.

Les substances *quaternaires*, abondantes surtout dans les résidus d'abattoirs, de laiteries, de tanneries, peuvent être désintégrées par une multitude d'espèces microbiennes anaérobies ou aérobies, c'est-à-dire capables de vivre et de se multiplier en l'absence ou en présence de l'air atmosphérique. Leur désintégration s'opère par une série d'étapes successives qui aboutit à la formation des peptones, de composés ammoniacaux et d'ammoniaque libre, puis de nitrites et de nitrates, avec élimination d'une proportion plus ou moins grande d'azote libre, d'hydrogène libre ou carboné et d'acide carbonique.

Outre ces substances organiques qui se trouvent *dissoutes* ou en *suspension* dans les eaux d'égout, celles-ci renferment une proportion également très variable de substances minérales (sable, charbon, argile, sels). Les quantités et la nature de ces corps présentent une importance considérable et doivent être déterminées aussi exactement que possible dans chaque cas particulier : les uns *insolubles*, peuvent être retenus et enlevés au moyen de dispositifs mécaniques; les autres, *dissous*, sont susceptibles de favoriser ou de gêner les phénomènes biologiques de désintégration de la matière organique.

D'une manière générale, on trouve que les eaux de tout-à-l'égout des grandes villes comme Paris, contiennent environ, par litre, 1 gr. 25 de résidus solides constitués par 80 centigrammes de matières minérales et 45 centigrammes de matières organiques. Mais ces chiffres peuvent être notablement plus élevés : nous ne les donnons ici qu'à titre de simple indication.

Les *eaux résiduaires industrielles* ont le plus souvent une composition moyenne constante, mais leur degré élevé de souillure et la nature des substances organiques ou minérales qu'elles renferment et qui sont en rapport avec les industries qui les produisent, occasionnent ordinairement une pollution intense des rivières. Aussi la nécessité de les épurer s'impose-t-elle partout, mais les difficultés que présente cette épuration sont quelquefois si grandes et les procédés qu'on leur appliquait jusqu'à ces derniers temps se montraient si peu satisfaisants qu'on hésite à y avoir recours.

Beaucoup de personnes ont cru qu'il était possible de traiter les eaux résiduaires industrielles ou urbaines, quelle que fût leur provenance, par l'irrigation agricole ou par certains réactifs chimiques précipitants. Or, c'était là une grave erreur qui a procuré de nombreux mécomptes. On ne doit pas envisager le problème de l'épuration comme résolu par l'adoption d'un système *passe-partout*, uniformément applicable dans tous les cas à l'assainissement des villes ou des industries. Tel procédé, parfaitement efficace lorsqu'il s'adresse à des eaux-vannes de tout à l'égout, donnera des résultats médiocres ou mauvais s'il est inconsidérément appliqué à des eaux qui renferment en abondance certains résidus industriels

Tantôt il est avantageux, au point de vue économique, de confier aux actions microbiennes le soin de détruire la totalité des matières putrescibles contenues dans les eaux à épurer. Tantôt, lorsqu'il s'agit de résidus albuminoïdes très concentrés, par exemple, ou d'eaux industrielles contenant des acides organiques, des matières tinctoriales ou des corps minéraux trop abondants, on peut être obligé de recourir à l'emploi de réactifs chimiques précipitants, neutralisants ou oxydants.

Ailleurs, enfin, il peut arriver que l'on soit conduit à séparer des eaux-vannes, soit des matières grasses, soit des produits riches en azote, présentant une réelle valeur commerciale et susceptibles d'être vendus avec profit.

Donc, avant de faire choix d'un procédé, il faut d'abord établir par des analyses chimiques et des mensurations aussi exactes que possible, la *composition moyenne et les quantités d'eau* qu'on se propose de soumettre à l'épuration.

Disons cependant tout de suite que, lorsqu'il s'agit d'eaux-vannes ménagères ou du tout à l'égout, même mélangées d'une assez forte proportion de résidus d'usines telles que brasseries, tanneries, papeteries, ou de déchets d'abattoirs et de laiteries, il est tout indiqué d'adopter l'un des systèmes d'*épuration biologique* sur la description desquels nous nous étendrons tout à l'heure.

On réservera de préférence l'emploi des réactifs chimiques aux cas où la désintégration des matières par les microbes est impossible à réaliser.

II. Inconvénients des procédés chimiques. — Boues. — On ne doit pas se dissimuler en effet que l'utilisation pratique des boues qui résultent soit de la simple décantation mécanique, soit de la précipitation chimique, présente des difficultés considérables. Leur valeur comme engrais est très minime. Au début d'une exploitation de quelque importance, on parvient presque toujours à écouler ces résidus au voisinage des grandes villes. La culture les achète volontiers. Mais bientôt, celle-ci n'en ayant plus le placement immédiat, on est obligé de les céder à vil prix, puis de payer pour s'en défaire, parce qu'on ne peut les laisser s'accumuler, et qu'il est indispensable de les évacuer au loin. Les frais de transport deviennent alors beaucoup plus élevés que leur valeur propre.

Toutes les villes qui ont essayé l'application en grand des systèmes d'épuration chimique ont éprouvé ces vicissitudes et ces déboires. On ne saurait en être surpris si l'on veut bien réfléchir à ce fait que partout, à l'heure actuelle, l'usage des engrais chimiques s'est largement répandu, et qu'il est facile aux cultivateurs éclairés de se procurer des engrais riches, dont 100 kilogrammes renferment une valeur de 16 à 12 francs d'azote, par exemple. Pourquoi ces mêmes cultivateurs s'aviseraient-ils alors de transporter à grands frais 2 ou 5000 kilogrammes de boues sèches, valant ensemble 10 à 12 francs, d'après leur teneur en azote, c'est-à-dire exactement ce qu'ils peuvent trouver dans 100 kilogrammes d'un engrais chimique de composition plus constante et répondant plus exactement à leurs besoins ?

Outre cet inconvénient si grave de l'encombrement des boues, les procédés chimiques en présentent d'autres également redoutables : ils obligent à des dépenses continuelles pour l'achat de réactifs ; et, pour que ceux-ci agissent efficacement, il est indispensable de varier leurs proportions dans l'eau à traiter, suivant les changements de composition que présente celle-ci. Dans les villes aussi bien que dans les industries, les eaux résiduaires subissent de larges oscillations dans leur volume, dans leur aspect et dans la nature des résidus qu'elles reçoivent. Il est facile de comprendre que les quantités de réactifs à mélanger doivent osciller parallèlement, si l'on veut que la précipitation s'effectue d'une manière satisfaisante. Et c'est là une difficulté quelquefois malaisée à vaincre.

Toutes ces considérations justifient la volonté des hygiénistes de chercher plutôt la solution du problème du côté des systèmes d'épuration exclusivement *biologiques*. Ceux-ci, du moins, visent à la suppression des boues (*no more sludge!* disent les Anglais) et à la suppression des réactifs, en même temps qu'ils réalisent une *épuration plus parfaite* par la désintégration totale des matières organiques, et non plus seulement la *précipitation* des matières en suspension ou des substances albuminoïdes coagulables.

III. **Épandage et irrigation agricole.** — Le prototype de ces systèmes biologiques est représenté par l'épandage avec ou sans utilisation agricole. C'est celui qu'on s'est résolu à adopter pour l'épuration des eaux d'égout de la ville de Paris, à la suite des études entreprises depuis plus de 40 ans, en Angleterre d'abord par *Frankland*, puis en France par *Th. Schlœsing* et *Durand Claye*.

On doit surtout à trois éminents savants français, MM. *Berthelot, Th. Schlœsing* et *Muntz* la connaissance exacte des fonctions épuratrices du sol et du rôle des microbes qu'il renferme. C'est à ces microbes, dont la terre végétale recèle d'innombrables espèces, que la nature confie le soin de décomposer toutes les substances organiques végétales ou animales, résidus ou déchets des êtres vivants qui naissent, pullulent et meurent à sa surface. Ce sont eux aussi qui, dans la pratique de *l'épandage*, désintègrent et minéralisent la matière organique apportée par les eaux d'égout.

La puissance épurante du sol qui leur sert de support est en relation directe avec leur vitalité et leur nombre. Or, tous les sols ne sont pas également aptes à faciliter leur multiplication : ils ont besoin de beaucoup d'oxygène qu'ils empruntent à l'air et qui leur sert à oxyder la matière organique; il leur faut un milieu chimique neutre ou légèrement alcalin et ils craignent les températures trop basses.

Les sols argileux, compacts, imperméables à l'air et peu absorbants, ne sauraient leur convenir, non plus que les tourbières.

L'épandage n'est donc possible que sur les terrains poreux, profonds et bien drainés.

Pour que l'épuration s'effectue, il faut en outre que le sol *fixe la matière organique dissoute, comme un tissu fixe une teinture*, et qu'il ne se laisse pas traverser trop rapidement par l'eau. Le sable mélangé d'un peu d'argile, de calcaire ou d'humus est beaucoup meilleur à ce point de vue que le sable pur à grains fins.

D'autre part, les microbes nitrificateurs qui transforment l'ammoniaque en nitrates étant essentiellement aérobies, il importe de ne jamais noyer pendant plusieurs heures de suite les terrains d'épandage. L'air doit y pénétrer en même temps que l'eau. Il faut donc proportionner les quantités d'eau d'égout déversées, de manière à ne jamais entraver la pénétration de l'air, et il est indispensable de ne pratiquer l'irrigation que par intermittences, pour éviter le colmatage des

couches superficielles par les matières organiques non
dissoutes, dont la décomposition est plus lente.

Les meilleurs terrains d'épandage, lorsqu'on y fait en même
temps de la culture, ne peuvent absorber et épurer convenablement plus de 10 à 11 litres d'eau d'égout par mètre carré et
par jour, ce qui correspond au chiffre adopté comme maximum
par les décrets du 11 avril 1896 et du 30 mars 1899 pour la
Ville de Paris (40 000 mètres cubes par hectare et par an).

A Berlin, les terrains d'irrigation, formés de sable argileux,
reçoivent seulement un volume d'eau quatre fois moindre
(12 000 mètres cubes par hectare et par an, ou 3 litres 29 par
mètre carré et par jour).

Si l'on ne veut point être exposé à sacrifier trop souvent les
intérêts de la culture, on doit considérer ce taux de 12 000
mètres cubes par hectare et par an comme ne devant pas être
dépassé. Or, une ville de 20 000 habitants produisant en
moyenne, à raison de 100 litres par habitant et par jour (en
faisant abstraction des eaux de pluies), un volume quotidien
de 2000 mètres cubes d'eau d'égout, doit pouvoir disposer, si
elle veut faire de l'irrigation agricole, d'une surface de
terrains culturaux d'au moins 60 *hectares*.

En supposant qu'une telle surface, suffisamment perméable,
fût disponible à son voisinage, elle serait le plus souvent d'un
prix trop élevé, d'autant qu'il faut encore tenir compte des
frais d'aménagement, de drainage et d'entretien d'un réseau
très étendu de canaux souterrains pour la distribution des
eaux sur toutes les surfaces à irriguer.

On comprend donc que ce système, malgré ses résultats
incontestablement excellents, n'ait pu être adopté que par de
grandes capitales comme *Paris*, *Berlin*, ou par quelques villes
comme *Reims*, *Breslau*, *Fribourg-en-Brisgau*, *Dantzig*, *Magde-
bourg*, *Odessa*, qui avaient à leurs portes de vastes terrains
sablonneux ou calcaires, très absorbants et de peu de valeur.

Les villes de moindre importance, ou moins favorablement
situées, sont dans l'impossibilité absolue d'y avoir recours.

D'autre part, il ne faut pas se dissimuler qu'on a commis
une erreur en comptant, comme on l'a fait au début, sur le
rôle épurant de la culture. On supposait que les plantes agis-
saient de deux manières en se développant : on pensait que la

pénétration de leurs racines rendait le sol plus perméable, ce qui est exact; mais on croyait aussi qu'elles pouvaient utiliser pour leur nutrition une grande partie des matières organiques de l'eau d'égout. Or, la science a montré, depuis les acquisitions récentes de la physiologie végétale et de la bactériologie, que les plantes n'assimilent pas les matières organiques azotées complexes. Il faut, pour que ces matières organiques servent d'aliments aux plantes, qu'elles soient préalablement *minéralisées* ou transformées en ammoniaque et en nitrates solubles par les actions microbiennes dues aux ferments figurés du sol. *Il y a donc tout avantage à réaliser cette transformation dans les eaux résiduaires, avant d'utiliser celles-ci pour l'irrigation.*

On a également commis une erreur en cherchant à développer l'utilisation de l'eau d'égout dans la culture maraîchère. Outre que les terrains consacrés à cette culture ne peuvent absorber qu'une très faible quantité d'eau pendant les mois d'été pour ne pas noyer les récoltes, il est manifestement contraire à l'hygiène d'épandre dans des sillons au voisinage de légumes destinés pour la plupart à être mangés crus (céleris, salades, raiforts, artichauts, etc.) des matières fécales non dissoutes, qui se décomposent lentement à l'air et favorisent la dissémination, par les vents et par les insectes ailés, de toutes sortes de vers. parasites intestinaux (trichocéphales, ascaris, oxyures, etc.) ou bacilles pathogènes.

L'expérience ne prouve pas, il est vrai, que les habitants de Gennevilliers soient plus particulièrement frappés par les maladies contagieuses, depuis que les champs d'épandage existent, mais rien ne démontre qu'ils n'en souffriraient pas cruellement si quelques cas de choléra, par exemple, survenaient un jour à Paris, et rien ne prouve surtout que les légumes apportés aux halles ne contribueraient pas à diffuser rapidement une épidémie de cette nature.

On pourrait d'abord ne tolérer l'épandage des eaux d'égout que sur des prairies naturelles ou artificielles, ou sur des cultures fourragères qui permettent une large irrigation. Mais, comme il est vraisemblable que l'alimentation du bétail par des fourrages récoltés dans ces conditions présente aussi certains risques (tels que la propagation de la fièvre charbonneuse, du tétanos ou de diverses épizooties), il est encore préférable d'y renoncer et de se résoudre à pratiquer tout simplement l'épuration par épandage intermittent sur sol *non cultivé*.

IV. **Filtration intermittente.** — Les essais poursuivis depuis 1888 à la station d'expériences de Lawrence (Massachussets, États-Unis) ont montré qu'il est possible d'obtenir par ce système des résultats excellents et qu'on peut épurer sur une même surface un volume beaucoup plus considérable d'eau d'égout.

En déversant l'eau, par intermittences soigneusement réglées, sur des lits de sable à gros grains, profonds d'environ deux mètres, et riches en microbes nitrificateurs, on parvient à brûler sur une surface d'un hectare, presque toute la matière organique contenue dans 1350 mètres cubes d'eau d'égout par jour, ce qui correspond à 135 litres par mètre carré ou à une couche d'eau de 135 millimètres.

Le sol sableux du Massachussets se prête admirablement à l'emploi de cette méthode de filtration intermittente, telle que l'avait préconisée *Frankland* dès 1870. Malheureusement elle ne peut pas être appliquée partout : elle nécessite des surfaces encore trop considérables (environ 1 hectare pour 2000 habitants) et l'accumulation plus ou moins rapide des boues sur les lits de sable rend indispensables de fréquents râclages ou hersages et des périodes souvent longues de repos permettant l'aération du sable dans toute sa masse.

Plusieurs villes américaines ont trouvé avantageux de combiner la filtration intermittente et l'utilisation agricole. La ville de *Brochton*, par exemple, qui compte 40 000 habitants et produit 5 600 mètres cubes d'eau d'égout par jour, évacue celle-ci par un canal dans un bassin collecteur couvert, de 2 000 mètres cubes de capacité, à l'entrée duquel on enlève à l'aide de peignes mécaniques toutes les grosses impuretés. De ce bassin collecteur, les eaux sont envoyées par deux pompes aux lits filtrants qui occupent une superficie de 8 hectares 7 ares et qui sont éloignés de toute habitation. Les lits filtrants sont au nombre de 25 et remplis de sable, (dont les grains ont de $0^{mm},04$ à $0^{mm},75$ de diamètre), sur une moyenne de $2^m,50$

de profondeur. L'arrivée de l'eau sur chaque filtre dure environ 50 minutes. Quatre filtres sont spécialement affectés aux eaux qui se sont accumulées pendant la nuit dans les tuyaux et qui sont très riches en sédiments. On les nettoie après vingt remplissages et on enlève de leur surface 1 700 tonnes de boues par an. Celles-ci sont vendues aux agriculteurs.

Les autres filtres ont rarement besoin d'être labourés : on se contente d'enlever les herbes qui y croissent. Quelques-uns d'entre eux sont ensemencés chaque année avec du maïs qui paraît être la culture la mieux appropriée. En automne, on dispose la surface des lits en sillons, de sorte que la neige et la glace restent en hiver dans les sillons, tandis que l'eau se répartit au-dessus. La moyenne de température annuelle des eaux est de 10 à 12°. Par les froids les plus rigoureux, on a encore 7 à 8°. On ne peut épurer par jour que 50 litres environ par mètre carré. Les eaux brutes sont très impures : elles renferment en moyenne 70 milligrammes d'ammoniaque par litre, et, après filtration, elles n'en contiennent plus que 2 milligrammes. Le coefficient de l'épuration est de 98 pour 100. Les dépenses de première installation se sont élevés à 1 062 000 francs et les frais d'exploitation annuels sont de 19 000 francs.

V. **Coût de l'épuration des eaux d'égout.** — D'une manière générale, on peut établir que le traitement des eaux d'égout par épandage avec utilisation agricole nécessite une dépense annuelle moyenne d'environ 2 francs par an et par habitant, y compris l'amortissement des frais de première installation. (Le calcul effectué pour 15 villes anglaises donne exactement 2 fr. 14 par habitant et par an.)

L'épuration chimique entraîne des frais encore plus élevés : 2 fr. 25 par habitant et par an (moyenne de 5 grandes villes anglaises).

Au point de vue économique comme au point de vue de la perfection des résultats, il est donc manifeste que l'épandage agricole et, plus encore, la filtration intermittente sur sol perméable *non cultivé*, présentent une supériorité considérable sur tous les systèmes d'épuration chimique actuellement connus.

Nous allons voir cependant, par les études qui vont suivre, qu'une solution plus économique et plus pratique, parce qu'elle est applicable partout, s'offre à nous par l'adoption des nouveaux procédés d'épuration exclusivement *biologiques*.

Ces procédés, nous l'avons déjà dit, s'appuient sur les acquisitions récentes de la science relatives aux phénomènes de putréfaction et aux fonctions des microbes du sol arable comme agents de désintégration des matières organiques.

En précisant les conditions nécessaires à la vie des microbes capables, d'une part, de solubiliser les substances ternaires et quaternaires complexes que charrient les eaux d'égout et, d'autre part, d'en disloquer les molécules pour les ramener à l'état d'éléments minéraux simples, on devait théoriquement réaliser la destruction complète de tous les détritus humains, animaux et végétaux.

On pouvait donc concevoir un système idéal d'assainissement qui supprimerait les accumulations de boues encombrantes laissées par la précipitation chimique et qui permettrait de ne rendre au sol arable, aux rivières et aux fleuves, que des eaux parfaitement limpides et imputrescibles, immédiatement utilisables, s'il le fallait, pour les besoins alimentaires, agricoles ou industriels de l'homme.

Les expériences poursuivies depuis dix ans à la suite des importantes démonstrations faites par *Dibdin, sir Henry Roscoe, Percy Frankland, Gilbert Fowler*, en Angleterre, par *Dunbar* en Allemagne, par *Hiram Mills* et *Kinnicut* en Amérique, par nous-même en France, ont forcé l'attention des ingénieurs sanitaires de tous les pays.

Il ne reste plus désormais qu'à élucider certains points de détails, à préciser les conditions d'application des différents systèmes proposés, et à fournir aux administrations municipales les renseignements d'ordre technique dont elles ont besoin pour être en mesure de réaliser, sans plus tarder, les mesures d'assainissement qui leur sont imposées par la législation sur la protection des cours d'eau et par la loi sanitaire du 15 février 1902.

CHAPITRE II

PRINCIPES DE L'ÉPURATION BIOLOGIQUE ARTIFICIELLE

Fermentation en fosses septiques. — Lits bactériens de contact. — Plans et description de la station expérimentale de la Madeleine.

Le principe de tous les systèmes d'épuration biologique artificielle consiste à utiliser exclusivement les actions microbiennes pour *dissoudre* les matières organiques que renferment les eaux d'égout et pour les décomposer jusqu'à ce qu'elles soient ramenées à l'état d'éléments minéraux (nitrates, acide carbonique, hydrogène, formène, eau, azote gazeux).

Le processus d'épuration est donc exactement le même que dans l'épandage agricole ou que dans la filtration intermittente sur sol perméable non cultivé. Dans l'un et les autres cas, les mêmes microbes interviennent. La seule différence, et elle est capitale, consiste en ce fait que, dans l'épuration biologique artificielle, on accélère, on règle et on série à volonté le travail des microbes, tandis que dans l'épandage agricole ou dans la filtration intermittente, les phénomènes s'accomplissent au gré des conditions locales atmosphériques et géologiques.

On peut très exactement comparer ces phénomènes à ceux que l'on observe dans la fabrication de la bière, par exemple. Certains brasseurs, particulièrement en Belgique, laissent fermenter *spontanément* leurs moûts dans les tonneaux, sans y ajouter de levûre. La transformation du maltose en alcool s'effectue alors avec une grande lenteur, et une partie de ce maltose ou de l'alcool formé se change en acide lactique ou en vinaigre, sans qu'on puisse empêcher cette mauvaise utilisation de la matière première.

Le plus grand nombre des brasseurs, au contraire, trouve plus avantageux d'ensemencer immédiatement des levûres alcooliques dans leurs moûts : ils achèvent ainsi la fermentation en un temps beaucoup plus court; ils utilisent mieux leur matière première et obtiennent des produits de qualité plus parfaite.

L'épuration biologique artificielle présente les mêmes avantages : elle permet d'épurer dans un temps très court, et sur des surfaces très réduites, une quantité d'eaux d'égout infiniment plus considérable, avec des résultats au moins aussi satisfaisants.

On peut s'en faire immédiatement une idée en comparant respectivement les volumes d'eaux d'égout traités dans les champs d'épandage de Berlin (5 litres par mètre carré de surface et par jour) ou dans ceux d'Achères pour Paris (11 litres par mètre carré et par jour), avec ceux que l'on épure sur les *lits bactériens* de Manchester (1 mètre cube par mètre carré et par jour), soit 333 fois ou 90 fois plus, et 8 fois plus que dans la filtration intermittente sur sol perméable non cultivé!

De tels chiffres indiquent suffisamment l'intérêt que présente le problème, alors même qu'on n'envisagerait que le seul point de vue économique !

1. **Phases de l'épuration biologique.** — L'épuration biologique artificielle des eaux d'égout comprend quatre phases bien distinctes :

1° La séparation des résidus solides *non putrescibles* (sable, gravier, scories, charbon, débris de fer, de pierres, etc.).

2° La *dissolution* des matières organiques par fermentation anaérobie, et leur gazéification partielle.

3° La fixation de ces matières organiques dissoutes sur des substances capables de servir en même temps de supports aux microbes oxydants aérobies.

4° La transformation, par les microbes, des matières azotées dissoutes et fixées, en *nitrites* puis en *nitrates* solubles, et des matières ternaires en produits gazeux et en eau.

Dans la première phase, purement mécanique, les microbes ne jouent aucun rôle.

L'épuration proprement dite ne commence qu'à la seconde

phase qui consiste à recevoir l'eau, débarrassée des corps minéraux non putrescibles, dans des bassins disposés en vue d'y permettre la pullulation rapide et abondante des ferments anaérobies. Les matières organiques putrescibles doivent y séjourner pendant un temps suffisant pour que leur dissolution complète s'effectue : les substances ternaires ou hydrocarbonées s'y décomposent en carbures d'hydrogène (formène), en acide carbonique et en eau. Les substances quaternaires ou azotées s'y désintègrent en peptones, en composés amidés solubles et en ammoniaque.

Au sortir de ces bassins, l'eau ne contenant plus de matières solides en suspension, est dirigée sur ce qu'on appelle les *lits d'oxydation* ou *lits bactériens*. Ceux-ci, généralement constitués par une couche plus ou moins épaisse de scories ou machefer, ou de coke, ou de briques concassées, doivent être alternativement immergés ou aérés dans toute leur masse. Pendant les périodes d'immersion, les fragments de scories ou de coke fixent la matière organique dissoute et cette troisième phase de l'épuration représente exactement un phénomène de teinture.

Pendant les périodes d'aération qui suivent les précédentes, les microbes, dont la multiplication s'effectue très activement dans les anfractuosités des scories ou du coke, oxydent et nitrifient la matière organique fixée sur leurs supports, grâce à l'oxygène qu'ils empruntent à l'air atmosphérique. Cette quatrième phase de l'épuration termine le cycle. L'eau sort des lits, débarrassée de toute substance putrescible, et définitivement épurée.

Certains dispositifs permettent d'accomplir simultanément les deux dernières phases : nous les trouverons réalisés dans les systèmes d'épuration dite *continue*.

Dans le système *intermittent*, connu sous le nom de *procédé de contact*, qui a fait l'objet de nos premières études, les deux phases restent, au contraire, nettement séparées.

Nous le décrirons tout d'abord.

11. **Plans et description de la station expérimentale de la Madeleine.** — Les recherches que nous nous proposions d'entreprendre devaient porter, en premier lieu, sur les pro-

cédés d'épuration applicables aux villes de quelque importance.

Nous avons donc résolu de commencer nos expériences sur une eau d'égout particulièrement difficile à épurer à cause de sa concentration, de sa composition extrêmement variable et de sa teneur élevée en résidus industriels de toutes sortes (brasseries, teintureries, filatures, usines métallurgiques). Nous avons arrêté notre choix sur l'égout collecteur de la Madeleine, qui se déverse aux portes de Lille, dans la Basse-Deûle, et dont le débit moyen oscille entre 500 et 700 mètres cubes par vingt-quatre heures, en temps sec.

Nous avons donc loué, sur la rive droite de la Basse-Deûle, un terrain de 1500 mètres de superficie, surélevé d'environ 1 m. 90 au-dessus du niveau supérieur de la rivière, et nous avons dérivé vers l'angle le plus élevé de ce terrain, la presque totalité de l'égout collecteur dont il s'agit.

L'espace dont nous disposions ainsi nous a permis d'aménager toute une installation d'expériences pour l'épuration biologique, chimique ou chimico-bactérienne d'un volume d'eau d'égout tel qu'on ne puisse plus objecter qu'il s'agit là de simples essais de laboratoire.

Nous y trouvions, en outre, la possibilité d'expérimenter simultanément ou successivement, sur la même eau d'égout, tous les systèmes d'épuration qu'il était intéressant ou utile de mettre à l'étude.

Les plans de cette installation d'expériences comprennent :

1° Deux fosses septiques de 250 mètres cubes de capacité chacune, l'une ouverte à l'air libre, l'autre couverte ;

2° Quatre lits bactériens de contact, pouvant recevoir chacun 68 mètres cubes d'eau à chaque remplissage ;

3° Plusieurs petits lits bactériens pourvus de dispositifs mécaniques pour la distribution automatique de l'eau à épurer ;

4° Une usine pour les essais d'épuration chimique, avec bassins de décantation et force motrice pour élever l'eau ;

5° Enfin, des bassins de jauge, un laboratoire et des appareils enregistreurs de débit et de températures.

A. *Fosses septiques* (planches I et II). — Le canal d'amenée *a*, branché sur l'égout collecteur de la Madeleine, débouche

PLAN DE LA STATION EXPÉRIMENTALE DE LA MADELEINE-LEZ-LILLE

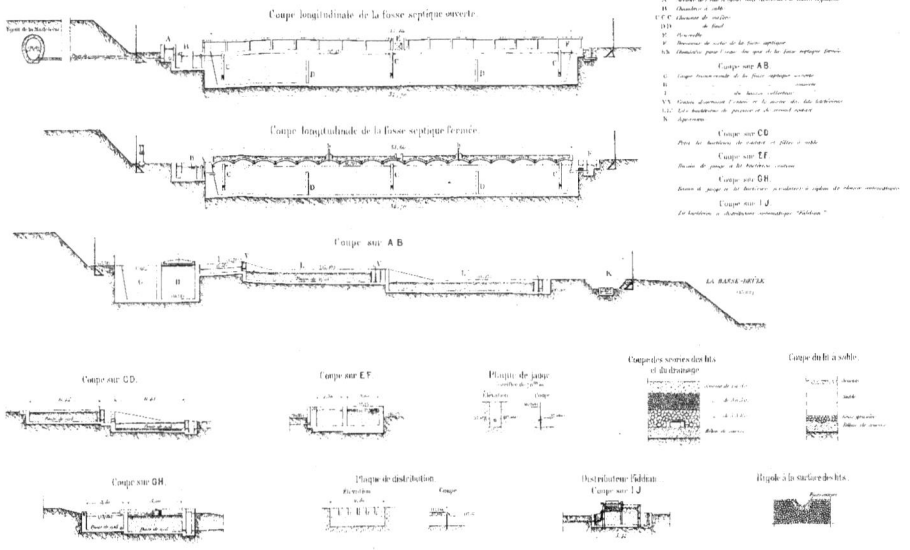

ÉPURATION DES EAUX D'ÉGOUTS — MASSON & Cⁱᵉ, ÉDITEURS

Coupe longitudinale de la fosse septique ouverte.

Coupe longitudinale de la fosse septique fermée.

Coupe sur A B.

LA BASSE-DEÛLE

Coupe sur C D.

Coupe sur E F.

Plaque de jauge.

Coupe des semelles des lits et du drainage.

Coupe du lit à sable.

Coupe sur G H.

Plaque de distribution.

Distributeur Fieldau — Coupe sur I J.

Rigole à la surface des lits.

STATION EXPÉRIMENTALE DE LA MADELEINE-LEZ-LILLE.

dans un petit bassin rectangulaire et y déverse un volume
d'eau dont le débit, réglé par un diaphragme, ne peut pas être
supérieur à 500 mètres cubes par 24 heures.

Au-devant de ce bassin se trouve une grille à tiges de fer
droites, espacées de 6 centimètres, destinée à retenir les corps
flottants volumineux.

Après avoir traversé cette grille, l'eau passe sur un déver-

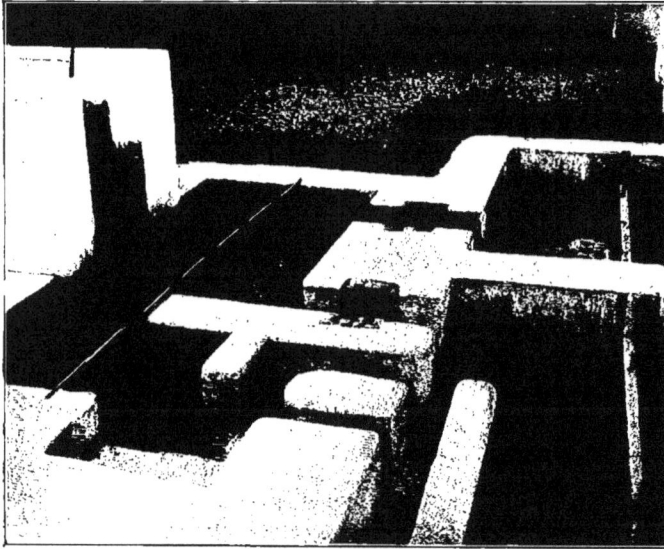

Fig. 1. — Station expérimentale de la Madeleine. — Dispositif de déversoirs ;
mesureurs et chambres à sable.

soir en tôle, à cinq fentes égales, qui débitent chacune
100 mètres cubes par 24 heures. L'une de ces fentes dessert
un second déversoir de jauge, divisé lui-même en deux lames
dont l'une débite 90 mètres cubes par 24 heures et l'autre
10 mètres cubes seulement. Celle-ci permet de recueillir à
part, au moyen de la canalisation p, dans le bassin de jauge E,
exactement *un cinquantième* de toute l'eau d'égout admise en
24 heures au point d'arrivée (fig. 1).

Un appareil enregistreur z indique les variations de débit
aux diverses heures de la journée. Ces dispositifs ne jouent,

bien entendu, aucun rôle dans l'épuration : ils ont seulement pour objet de permettre l'étude aussi exacte que possible des phénomènes qui se produiront ultérieurement.

Ils facilitent la prise des échantillons moyens d'eau brute, et l'analyse de ceux-ci fournira les éléments d'appréciation du travail produit par les fosses septiques.

Au sortir des déversoirs, l'eau passe en deux lames d'égal débit dans deux *chambres à sable* SS de deux mètres cubes de capacité chacune. Le courant s'amortit contre une cloison incomplète (en chicane) et dépose aussitôt les corps lourds qu'il avait entraînés jusque-là. Chaque semaine, avec une drague à main, on enlève de ces chambres à sable 8 à 50 kilogrammes de sables, graviers, scories, charbon, débris métalliques et autres substances imputrescibles, qu'il est essentiel de ne point laisser tomber dans les fosses septiques : elles finiraient, à la longue, par diminuer la capacité volumétrique de ces dernières, au détriment de l'épuration.

Ainsi débarrassées de la majeure partie des corps minéraux en suspension, l'eau s'achemine par deux fentes et toujours en volume égal, moitié dans la fosse septique ouverte, moitié dans la fosse couverte. L'une et l'autre ont la même surface (99 mètres carrés), la même longueur (55 mètres), la même profondeur ($2^m,61$), et la même capacité ($250^{mc},500$).

Les deux fosses sont pourvues de cloisons incomplètes ou *chicanes*; les unes — représentées dans la figure par des traits pleins, — émergent de la surface et plongent jusqu'à 60 centimètres du fond ; les autres — représentées en traits pointillés — partent du fond et ne s'élèvent que jusqu'à 60 centimètres de la surface (planche I et fig. 2).

La fosse ouverte porte en son milieu une passerelle avec un thermomètre enregistreur à longue tige plongeant dans l'eau à 2 mètres de profondeur.

La fosse couverte est entièrement à l'abri de l'air extérieur : un revêtement en ciment armé portant une couche de terre végétale de 50 centimètres d'épaisseur, semée de gazon et plantée d'arbustes, la protège efficacement contre l'action du froid. Ce revêtement est percé de trois ouvertures, l'une au milieu pour un thermomètre enregistreur plongeant, les deux autres pour permettre l'échappement et l'analyse des

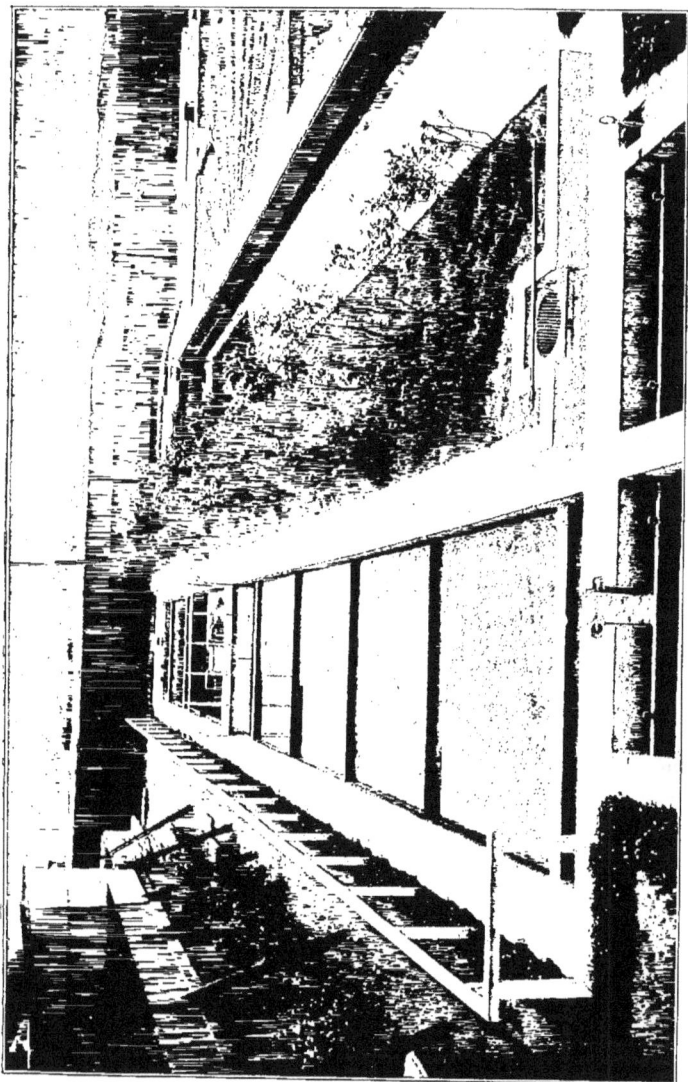

Fig. 2. — Fosses septiques de la station expérimentale de la Madeleine.

À gauche, fosse ouverte; à droite, sous la plantation d'arbustes, fosse couverte. — Sur le premier plan au bas de la figure : chambres à sable.

gaz produits par la fermentation anaérobie de l'eau d'égout.

À l'extrémité droite de chacune des fosses se trouve une chicane de surface, plongeant seulement à 60 centimètres et destinée à retenir les parcelles de matière en suspension que le courant aurait pu entraîner jusque-là. Immédiatement après, un déversoir très large laisse échapper les eaux ne contenant plus que des matières organiques dissoutes. Ce déversoir est divisé en deux lames d'inégale largeur : la plus étroite permet de diriger *un centième* du débit total, vers un bassin de jauge de 6 mètres cubes de capacité, où s'effectuent les prises d'échantillons moyens destinés à l'analyse chimique.

Grâce à ce bassin de jauge et à celui qui reçoit 1/50 de l'eau brute apportée par l'égout, nous pouvons nous rendre un compte exact de ce qui se passe dans les fosses septiques, et établir le bilan du travail fourni par les fermentations anaérobies, soit à l'air libre, soit à l'abri de l'air.

Le liquide sortant des fosses septiques peut être dirigé à volonté, soit dans un bassin collecteur de 50 mètres cubes de capacité (longueur 52^m,22, largeur 4 mètres, profondeur 40 centimètres), permettant son déversement dans l'un ou l'autre des lits bactériens de premier contact, soit vers les petits lits réservés aux expériences d'épuration continue dont nous ne parlerons qu'ultérieurement.

B. *Lits bactériens de contact.* — Nos lits bactériens de contact, au nombre de quatre, sont disposés par paires en deux étages. Les deux lits de premier contact, immédiatement contigus au bassin collecteur, ont chacun 192 mètres carrés de surface, 80 centimètres de profondeur et une capacité volumétrique de 152 mètres cubes (planche 1).

Ils sont constitués par deux bassins rectangulaires à murs en pisé de scories (200 kilogrammes de chaux hydraulique par mètre cube de scories) sur 1 mètre de hauteur à partir du fond. La *sole*, en béton de scories, est légèrement inclinée avec une pente de 2 centimètres par mètre dans le sens d'écoulement de l'eau. Elle porte un drainage en tuyaux de poteries non rejointoyés et rangés en forme d'arête de poisson (fig. 5).

Chaque bassin est rempli de scories ou machefer criblé à

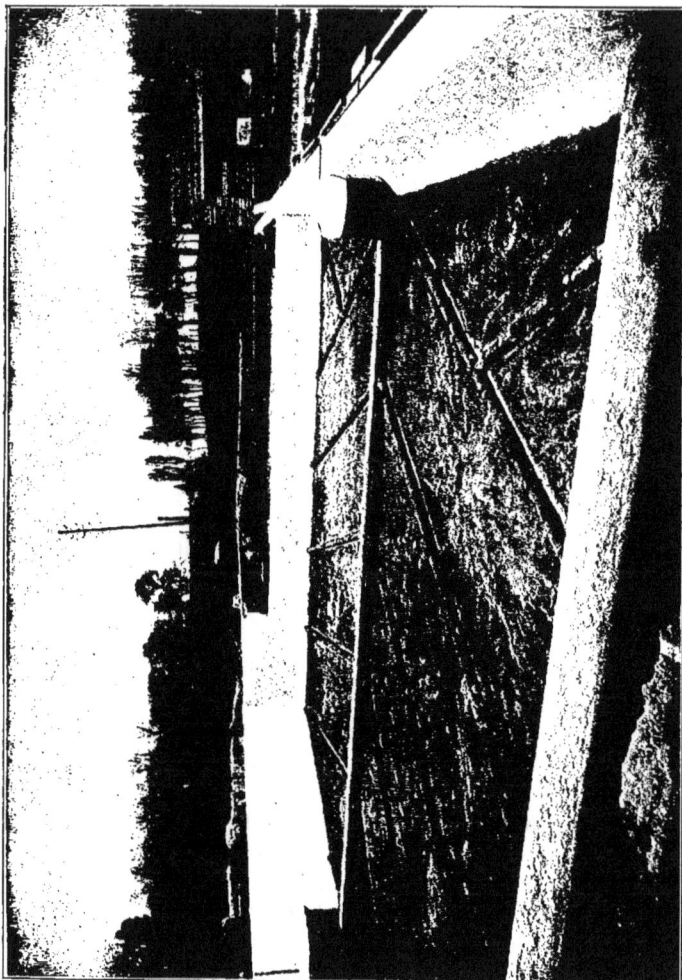

Fig. 5. — Construction des lits bactériens de la station expérimentale de la Madeleine.
Disposition du drainage au fond d'un lit.

trois dimensions : la couche immédiatement en contact avec le drainage est formée, sur 50 centimètres d'épaisseur de morceaux triés de 5 à 10 centimètres de diamètre. Au-dessus, sur 25 centimètres d'épaisseur, les fragments ont de 2 à 5 centimètres de diamètre et, à la surface, sur 25 centimètres d'épaisseur également, on a étalé une couche de grains fins de 5 millimètres à 2 centimètres de diamètre, bien débarrassés de poussières.

Le volume ainsi occupé par les scories dans chaque bassin est d'environ les 2,5 de la capacité volumétrique, soit exactement 155 mètres cubes. Leur capacité utile pour l'eau n'est donc plus que de 69 mètres cubes, en admettant qu'on les submerge entièrement.

La surface de chaque lit est sillonnée de rigoles rayonnantes à partir du point de déversement de l'eau et creusée directement dans les scories sur environ 10 centimètres de profondeur (fig. 4).

L'eau provenant du bassin collecteur est admise à la surface du lit lorsqu'on ouvre la vanne d'entrée correspondante. En avant de celle-ci, un déversoir en éventail, portant un rebord percé de trous plus étroits au milieu que sur les côtés, assure la répartition aussi égale et rapide que possible de l'eau dans les rigoles sur toute leur longueur (fig. 5).

Les dimensions de la vanne et le nombre des rigoles sont calculés de manière à permettre le remplissage du lit en 1 heure au plus. A chaque remplissage, chaque lit reçoit environ 67 mètres cubes d'eau sortant de l'une ou l'autre fosse septique et préalablement emmagasinés dans le bassin collecteur.

Les deux lits de second contact sont exactement construits et disposés comme les précédents, en avant et en contre-bas, de telle manière que l'eau puisse être évacuée par une vanne des premiers sur les seconds.

Faute d'une dénivellation suffisante, nous avons dû donner à ces lits de deuxième contact un peu moins de profondeur (70 centimètres) et un peu plus de surface (224 mètres carrés) ; leur capacité volumétrique est de 156 mètres cubes.

Leur évacuation est assurée par une vanne de sortie qui permet la vidange totale de chaque lit en une heure. L'eau

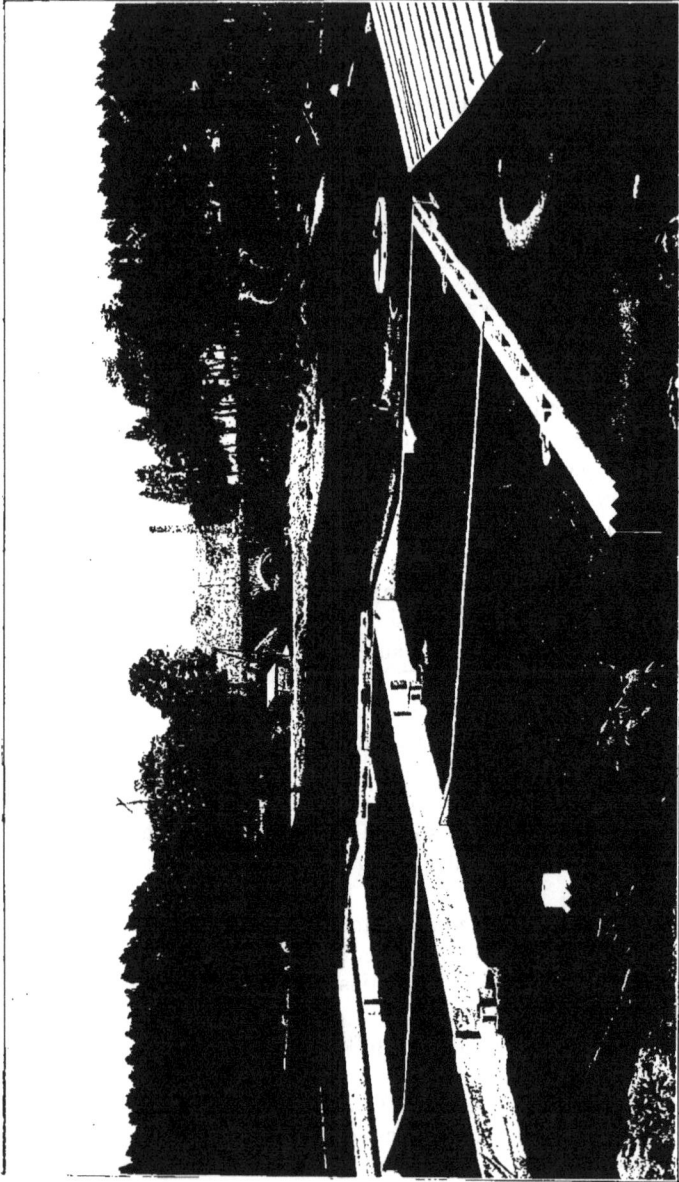

Fig. 4. — Vue générale des lits bactériens de premier et de second contact à la station expérimentale de la Madeleine.

épurée s'écoule dans un canal tapissé de carreaux de céra-
mique, et se déverse dans la Deûle, après avoir alimenté un
bassin dans lequel nous élevons des poissons (cyprins dorés)
et diverses plantes aquatiques.

Ces dispositifs nous ont permis d'effectuer nos expériences
en variant à notre gré les durées de contact de l'eau à épurer
sur chaque lit bactérien. Les vannes d'entrée et de sortie se
manœuvrent à la main. Nous avons pu faire ainsi successivement 1, 2, 3 et 4 contacts par vingt-quatre heures, c'est-à-dire
que chaque lit était alternativement rempli, puis vidé, aéré
dans toute sa masse et rempli de nouveau de une à quatre fois
par jour, l'eau restant pendant des laps de temps variables
en contact avec les scories et avec les microbes auxquelles les
anfractuosités de celles-ci servent de supports.

Toute cette installation d'épuration bactérienne par *lits de
contact* ayant été mise en service le 8 juillet 1904, les résultats
consignés dans le présent travail se rapportent à une année
entière de fonctionnement ininterrompu.

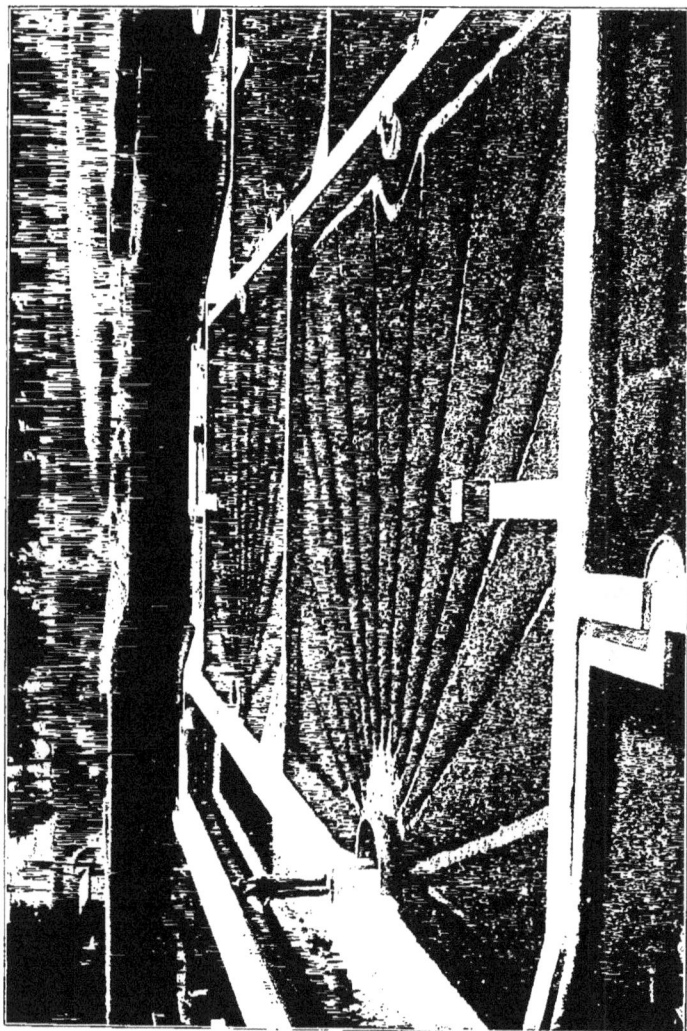

Fig. 3. – Lit bactérien de premier contact en période de remplissage à la station expérimentale de la Madeleine.

CHAPITRE III

TRAVAIL DES FOSSES SEPTIQUES. — SOLUBILISATION DES MATIÈRES ORGANIQUES EN SUSPENSION DANS L'EAU D'ÉGOUT

Ces préliminaires descriptifs étant établis, nous allons suivre méthodiquement les diverses phases de l'épuration et nous devons commencer notre étude par les phénomènes qui se passent dans les fosses septiques.

Nous avons déjà expliqué que la composition de l'eau charriée par l'égout collecteur de la Madeleine était extrêmement variable en raison du grand nombre d'industries différentes que cet égout dessert, et aussi parce qu'il reçoit des eaux pluviales en même temps que les résidus ménagers d'une importante agglomération.

Nous pouvons cependant calculer avec une approximation suffisante, d'après les moyennes de nos analyses, les quantités totales de matières en suspension et de matières dissoutes minérales ou organiques, qui entrent journellement dans nos bassins.

Ces quantités sont :

Par litre.

Matières organiques	en suspension	0gr,560
	en solution	0gr,460
Matières minérales	en suspension	0gr,670
	en solution	0gr,750

Soit, au total, pour 500 mètres cubes d'eau d'égout par jour, répartis en deux fosses septiques de 250 mètres cubes de capacité chacune :

Par jour.

Matières organiques	en suspension	280 kg.
	en solution	250 kg.
	Total.	510 kg.

Matières minérales. . . .	{ en suspension	535 kg.
	{ en solution.	575 kg.
	Total.	710 kg.

Or, nos deux fosses septiques ont été mises simultanément en service le 4 juillet 1904. Elles n'ont jamais été vidées ni nettoyées depuis cette époque et, après une année complète de fonctionnement, le volume des boues qui s'y est accumulé est si faible que nous n'avons pas éprouvé encore le besoin de les enlever.

L'épaisseur du dépôt, dans le compartiment d'entrée jusqu'à la première chicane de fond, atteint en moyenne $0^m,20$. Le deuxième compartiment en renferme $0^m,05$ environ et le troisième, près du déversoir, en contient à peu près autant que le premier.

L'analyse de ces boues prélevées au fond et séchées à 100 degrés fournit les chiffres suivants :

Matières organiques	35,8 pour 100	
dont { matières grasses.		5,560
{ azote.		1,424
Matières minérales.	66,2	—

D'autre part, les boues extraites chaque semaine des chambres à sable, à l'entrée des fosses septiques, *pendant 12 mois*, se sont élevées à un total de 5851 kilogrammes à l'état humide, laissant après dessiccation 1528 kilogrammes de résidu dont la composition moyenne était :

Matières organiques.	35,6 pour 100	
dont { matières grasses.		2,96
{ azote.		0,79
Matières minérales	66,4	—

A la surface des fosses septiques s'accumulent en quantités très variables des amas de boues légères formant une croûte flottante, plus ou moins épaisse, que les vents et les grandes pluies disloquent fréquemment dans la fosse ouverte. L'épaisseur de cette couche par les temps calmes atteint parfois $0^m,6$ dans le premier compartiment. Elle s'amincit de plus en plus et disparaît à peu près totalement dans le dernier compartiment, aux environs du déversoir de sortie.

Ces boues flottantes sont surtout constituées par les graisses des eaux-vannes. Elles fournissent à l'analyse les chiffres moyens suivants :

Matières organiques	48,0 pour 100	
dont { matières grasses		15,44
{ azote		2,01
Matières minérales	52,0	

Il est très remarquable de voir avec quelle extraordinaire facilité les matières les plus disparates et en apparence les plus résistantes, se désintègrent et se dissolvent dans les fosses septiques, aussitôt que les fermentations y sont bien établies, c'est-à-dire un mois environ après la mise en route. A partir de ce moment, le levain de ferments anaérobies est si actif que les cadavres de rats ou d'oiseaux qui franchissent aisément les grilles d'entrée, les papiers, les débris végétaux et les bouchons eux-mêmes disparaissent en quelques jours.

Cette dissolution rapide de corps assez volumineux est un sujet d'étonnement réel pour les personnes non prévenues.

En somme, nos fosses septiques ont reçu et dissous en douze mois par les seules actions microbiennes, 102 *tonnes de matières organiques*, apportées en état de suspension par les eaux d'égout, soit 280 *kilogrammes par jour* (500 mètres cubes à raison de $0^{gr},560$ par litre). Et puisque le volume des boues, c'est-à-dire de matières *non dissoutes* accumulées au fond des fosses n'augmente qu'avec une extrême lenteur, il faut en conclure que, à partir du moment où la fermentation anaérobie est bien établie (un mois environ après la mise en marche), la somme des matières qui se dissolvent en vingt-quatre heures correspond à peu près à la somme des matières qui se trouvent en suspension dans les eaux d'égout, déduction faite de celles que retiennent les grilles et les chambres à sable.

Il importait au plus haut point d'étudier avec toute la précision possible, au point de vue chimique, les phénomènes qui se passent dans les fosses septiques. Les résultats de cette étude, qui n'a jamais été entreprise jusqu'à présent dans aucune installation urbaine ni dans aucun laboratoire, font l'objet du chapitre suivant.

Dans notre station expérimentale de la Madeleine, nous avons jugé nécessaire d'étudier comparativement la marche de la solubilisation des matières solides apportées par les eaux d'égout en présence et en l'absence de l'air.

Certains ingénieurs sanitaires anglais prétendent, en effet, qu'il est indispensable de maintenir le liquide contenu dans les fosses septiques *à l'abri du contact de l'air* (Cameroun, Septic-Tank Syndicate). Ils préconisent, par suite, la couverture des fosses, et ne laissent qu'une cheminée ouverte à l'air libre pour l'échappement des gaz qui résultent des fermentations anaérobies.

Or, le coût de cette couverture en voûtes de maçonnerie ou en ciment armé étant considérable pour les bassins de grandes dimensions, il y avait un grand intérêt à préciser le rôle exact qu'elle remplit.

Nous avons donc construit parallèlement deux fosses de 255 mètres cubes de capacité chacune, et de même profondeur ($2^m,61$), munies des mêmes dispositifs intérieurs (chicanes) pour faciliter le dépôt des matières en suspension. L'une de ces fosses a été fermée par une voûte en maçonnerie recouverte d'une épaisse couche de terre ensemencée de gazon. L'autre est restée ouverte à l'air libre (fig. 2).

Le tableau ci-après montre que les différences que nous avons pu constater entre les effluents de la fosse ouverte et celui de la fosse couverte sont très faibles. L'écart moyen est si peu considérable que les frais nécessités par la couverture ne se justifient certainement pas.

Les résultats donnés pour les matières organiques, le carbone organique, l'ammoniaque, les nitrates, les nitrites et les chlorures se rapportent à l'eau débarrassée par filtration des matières en suspension. Les méthodes d'analyse employées seront exposées plus loin au sujet du travail des lits bactériens de premier et de second contact.

Le taux des matières en suspension reste seulement un peu moindre à la sortie de la fosse fermée ; le carbone organique et l'ammoniaque y sont aussi en légère augmentation.

Dans la fosse ouverte une petite partie de l'acide carbonique et de l'ammoniaque s'échappe dans l'atmosphère, et l'influence des vents qui agitent la surface du liquide gêne parfois le dépôt des matières de faible densité. Mais pour éviter que des substances organiques non dissoutes soient entraînées dans l'effluent, il eût suffi de donner à la fosse une longueur un peu plus grande sans augmenter sa capacité, et d'accroître légèrement le nombre des chicanes. Avec cette précaution, il est certain que la couverture devient tout à fait superflue.

Les plus grands froids que nous ayons eu à subir au cours de l'hiver 1904-1905 n'ont jamais gêné les fermentations anaérobies de nos fosses. Le thermomètre enregistreur plongeant à deux mètres de profondeur dans la masse liquide nous a d'ailleurs toujours accusé des températures de + 15° en moyenne (minimum + 12°,4 alors que le thermomètre placé à l'air libre marquait — 5° et même — 7° (graph. 22). Il faut en voir la raison dans ce fait que les eaux-vannes ménagères sont toujours tièdes et les fermentations anaérobies exothermiques contribuent sans doute à empêcher leur refroidissement rapide dans les bassins profonds où elles ne subissent qu'un mouvement de translation extrêmement lent.

Moyennes d'Analyses du 1er au 31 mai 1905. — Résultats en milligrammes par litre.

	Alcalinité	MATIÈRES EN SUSPENSION		MATIÈRES EN SOLUTION		OXYGÈNE ABSORBÉ			MATIÈRES ORGANIQUES dosage au permanganate en oxygène		Carbone organique en CO²	Ammoniaque en Az H³		Nitrates en Az²O⁵	Nitrites en Az²O³	Chlorures en Cl
		Organiques	Minérales	Organiques	Minérales	En 5 minutes	En 4 heures	Après 5 jours d'incubation à 30°	En solution acide	En solution alcaline		Libre ou saline	Organique			
Eau brute de la Madeleine.	420	366	666	464	747	7,1	24,4	54,4	64,5	42,0	108	9,8	9,7	1,80	»	256
Effluent de la fosse septique ouverte	410	25,7	27,0	507	708	8,2	24,5	54,7	57,0	40,0	128	12,1	10,8	1,20	»	245
Effluent de la fosse septique fermée.	450	17,0	18,0	415	800	9,2	25,2	29,0	55,0	42,0	154	15,8	11,5	1,51	»	271

CHAPITRE IV

BILAN DE L'AZOTE ET DU CARBONE A L'ENTRÉE ET A LA SORTIE DES FOSSES SEPTIQUES

Dans l'épuration des eaux résiduaires par les procédés biologiques, les matières organiques apportées par les eaux deviennent la proie des microbes qui les décomposent et leur font reprendre la forme gazeuse ou minérale. Quand l'installation d'épuration comprend une fosse septique et des lits bactériens, ces décompositions se font à la fois dans la fosse et dans les lits. Il est nécessaire d'établir quelle part prend chacun de ces organes à l'épuration de l'eau. Il entre chaque jour dans la fosse septique une certaine proportion de matières organiques solubles et insolubles, et il en sort une certaine quantité. Les violents dégagements gazeux qui se produisent dans la fosse, indiquent une destruction active de la matière introduite. Quelle est la proportion de matières organiques qui disparaît dans la fosse en diminuant ainsi le taux d'impuretés de l'eau à la sortie? Que devient l'azote de la matière azotée introduite, et retrouve-t-on à la sortie de la fosse septique tout l'azote entré? Les mêmes questions se posent pour les eaux de la fosse septique avant et après passage sur les lits bactériens.

Pour ce qui concerne la fosse septique, la solution de ces problèmes présente d'assez fortes difficultés. En effet, il est nécessaire de déterminer les quantités totales de carbone organique et d'azote organique et ammoniacal *entrées* dans la fosse septique pendant une période déterminée, et les quantités totales de carbone organique et d'azote organique et ammoniacal *sorties* pendant cette même période, et de comparer ces deux quantités entre elles. Il est inutile de se préoccuper du carbone qui existe dans les eaux à l'état gazeux (acide carbonique, formène) ou à l'état de carbonates, ce carbone se trouvant déjà pratiquement sous la forme gazeuse ou minérale, c'est-à-dire dégradé au point voulu. Il en est de même pour l'azote gazeux et les nitrates, ces derniers étant d'ailleurs très peu abondants dans les eaux à l'entrée et à la sortie de la fosse septique. Pour déterminer les quantités de carbone organique et d'azote organique et ammoniacal entrées et sorties dans une période donnée, il faut connaître les volumes d'eaux entrées chaque jour, et recueillir pour l'analyse un échantillon moyen journalier qui représente aussi exactement que possible la composition de l'eau entrée et sortie pendant les 24 heures. Il faut, en outre, choisir une période assez longue pour avoir un chiffre moyen acceptable. La fosse septique ayant un volume constant suffisant pour recueillir les eaux qui arrivent en 24 heures, elle évacue en moyenne chaque jour les eaux arrivées dans les 24 heures qui précèdent, de sorte qu'il suffirait *a priori* d'analyser l'eau d'une journée à l'entrée, et l'eau de la journée du lendemain à la sortie pour avoir les chiffres voulus. Mais, en pratique, il se produit des mélanges de couches dans la fosse; en outre, il y a des variations considérables dans les débits journaliers, et il arrive que l'eau séjourne en fosse septique parfois 48 heures par suite de la faiblesse du débit, parfois 18 heures par suite de l'abondance des eaux à l'arrivée. Pour éliminer cette influence perturbatrice, il faut allonger la durée de la période de contrôle. Une durée de 15 jours, pendant laquelle le contenu de la fosse se renouvelle environ 15 fois, permet de supprimer complètement cette cause d'erreur.

Une autre grosse difficulté provient de ce fait qu'une telle expérience ne peut être tentée que sur une fosse septique en marche normale. Or, quand une fosse septique est en marche normale, il s'est formé au fond une certaine quantité de dépôts qui sont le siège de fermentations très actives. Ces dépôts se gazéifient en grande partie sous l'action des microbes; une autre partie se solubilise et passe dans l'effluent de sortie; enfin, une petite proportion reste inattaquée, de sorte que la boue augmente peu à peu dans la fosse; mais cette dernière quantité qui représente l'excès des matières solides introduites sur les matières solides disparues sous l'influence de l'activité microbienne, est faible quand les eaux ne sont pas trop boueuses, et elle n'atteint qu'environ 7 à 8 mètres cubes à la Madeleine après un an de fonctionnement, pour une fosse septique de 250 mètres cubes, ce qui est peu de chose par rapport aux volumes énormes de matières solides introduites depuis un an dans la fosse.

Il existe donc déjà dans la fosse septique, au premier jour de l'expérience, quand on commence à compter les matières qui entrent chaque jour, une certaine quantité de boues qu'il est impossible d'évaluer avec précision. Une partie de ces boues va rester inattaquée, une autre partie, très considérable, va être gazéifiée par les microbes, enfin une dernière partie va être solubilisée, et pendant la durée de l'expérience, passera dans l'effluent de sortie. Les deux premières parties ne peuvent avoir aucune influence sur la composition de l'effluent de sortie, puisqu'elles passent à l'état gazeux ou restent dans la fosse : elles n'ont donc aucune action perturbatrice sur le rapport des matières entrées aux matières sorties pendant une période déterminée. Seule, la dernière partie nous intéresse, car elle est susceptible de troubler les résultats en donnant à la sortie des matières qui n'ont pas été comptées à l'entrée. Mais, pendant toute la durée de la période de contrôle, quinze jours, par exemple, il va entrer dans la fosse une certaine quantité de matières dont la composition est connue par l'analyse. Les matières solides vont se déposer presque totalement. Une partie de ces dépôts restera inattaquée, la plus grande partie sera ultérieurement gazéifiée, enfin une partie se solubilisera et passera dans l'effluent de sortie. Les deux premières parties, qui ne se trouveront plus à la sortie, peuvent être considérées comme éliminées de l'eau, puisqu'elles prendront la forme gazeuse ou seront enlevées au bout d'un temps assez long sous forme de boues. Elles représentent, somme toute, le pouvoir d'épuration de la fosse septique. Seule, la dernière partie se retrouve à l'effluent de sortie, mais comme cette solubilisation des dépôts entrés pendant la période de contrôle se poursuit bien après la fin de cette période, il nous manquera, de ce fait, à la sortie, une cer-

taine quantité de carbone et d'azote comptée à l'entrée, qui
sera solubilisée plus tard.

Donc, en résumé, nous avons *en plus*, à la sortie, ce qui se
solubilisera pendant l'expérience des dépôts antérieurs à la
période de contrôle, et *en moins* ce qui se solubilisera après
l'expérience des dépôts entrés pendant la période d'essais.
Or, ces deux quantités sont très inégales de jour à jour, mais,
si on prend une moyenne de quinze jours environ, on constate
que le chiffre de carbone et d'azote solubles éliminés par la
fosse est à peu près constant pour chaque période, quand la
marche est normale, ce qui se comprend très bien, puisque le
volume des dépôts est toujours à peu près le même et n'augmente qu'avec une grande lenteur. Le gain compense donc à
peu près la perte, et en faisant le rapport du carbone entré au
carbone sorti et de l'azote entré à l'azote sorti, il est possible
de se rendre compte, d'une façon assez approchée, des pertes
et des décompositions qui s'opèrent dans la fosse septique.

Comment peut-on déterminer dans la pratique le rapport du
carbone et de l'azote entrés pendant une période de quinze
jours, par exemple, au carbone et à l'azote sortis pendant
cette même période.

Soient V, V_1, V_2,.... V_n les volumes d'eaux entrés chaque
jour dans la fosse septique, et V', V'_1, V'_2,.... V'_n les volumes
d'eaux sortis chaque jour de la fosse du premier au n^{me} jour.
Quand le régime est établi, il sort chaque jour autant d'eau
qu'il en entre, puisque le volume de la fosse septique est
constant et limité par le niveau du trop plein. On a donc respectivement, du premier au n^{me} jour :

$$V = V', \quad V_1 = V'_1, \quad V_2 = V'_2 .... V_n = V'_n.$$

Prenons pour exemple le rapport du carbone entré au car-
bone sorti, et désignons par z, z_1, z_2,.... z_n les richesses en
carbone des volumes V, V_1, V_2,.... V_n et par z', z'_1, z'_2,.... z'_n
les richesses en carbone des volumes V', V'_1, V'_2,.... V'_n.

Les quantités totales de carbone entrées dans la fosse septique, du premier au n^{me} jour, sont représentées la par
somme :

$$S = zV + z_1 V_1 + z_2 V_2 + ... + z_n V_n.$$

De même les quantités totales de carbone sorties de la fosse septique, du premier au n^{me} jour, sont représentées par la somme :

$$S' = \alpha' V + \alpha'_1 V_1 + \alpha'_2 V_2 + \ldots + \alpha'_n V_n.$$

en remplaçant V', V'_1, V'_2,... V'_n par leurs valeurs égales V, V_1, V_2,.... V_n.

Le rapport du carbone sorti au carbone entré, c'est-à-dire la proportion de carbone qui sort pour 1 de carbone qui entre est représenté par la formule :

$$R = \frac{\alpha' V + \alpha'_1 V_1 + \alpha'_2 V_2 + \ldots + \alpha'_n V_n}{\alpha V + \alpha_1 V_1 + \alpha_2 V_2 + \ldots + \alpha_n V_n} = \frac{S'}{S} \quad (1)$$

Les chiffres α, α_1, α_2,.... α_n et α', α'_1, α'_2,.... α'_n sont déterminés par l'analyse journalière. Il reste à déterminer V, V_1, V_2,.. . V_n. Pour cela supposons une dérivation de l'effluent d'entrée qui, par un déversoir prend une portion $\frac{1}{\lambda}$ du volume total entré chaque jour et conduit ce liquide dans un bassin jaugé où l'on prend tous les jours les volumes v, v_1, v_2,..., v_n. Nous avons par définition :

$$V = \lambda v; \quad V_1 = \lambda v_1; \quad V_2 = \lambda v_2 \ldots V_n = \lambda v_n.$$

En remplaçant dans la formule (1) ci-dessus V, V_1, V_2,.... V_n par ces valeurs, il vient, en supprimant λ qui devient facteur commun :

$$R = \frac{\alpha' v + \alpha'_1 v_1 + \alpha'_2 v_2 + \ldots + \alpha'_n v_n}{\alpha v + \alpha_1 v_1 + \alpha_2 v_2 + \ldots + \alpha_n v_n} = \frac{S'}{S},$$

équation dont tous les termes sont connus, indépendante de la valeur λ du déversoir, pourvu que celle-ci reste constante pendant toute la durée de l'expérience.

Dans la pratique, il suffira donc, pour calculer R, de prendre chaque jour les volumes v, v_1, v_2,.... v_n du bassin d'échantillonnage et de soumettre les échantillons à l'analyse pour déterminer α, α_1, α_2,.... α_n et α', α'_1, α'_2,.... α'_n.

Le même calcul permettra de déterminer de la même manière le rapport de l'azote sorti à l'azote entré.

L'échantillonnage à l'entrée de la fosse septique a été fait par un déversoir prenant 1 50 de l'effluent d'entrée. Cet échantillon est conduit dans une fosse jaugée. Tous les jours, on prend le volume du liquide recueilli dans les vingt-quatre heures, on agite énergiquement pour mettre tous les dépôts en suspension et on prend aussitôt les échantillons pour l'analyse. La même opération est faite à la sortie de la fosse septique avec un déversoir qui prend 1/100 du volume total sorti. L'échantillon est de même conduit dans une fosse jaugée. On en prend tous les jours le volume et on prélève les échantillons pour l'analyse.

La fosse septique sur laquelle l'expérience a été faite a un volume de 250 mètres cubes et son contenu est renouvelé en moyenne chaque jour par l'eau qui arrive d'une façon continue. Les analyses de sortie n'ont commencé qu'un jour après celles d'entrée, l'eau mettant environ un jour pour arriver à la sortie de la fosse septique. Elles ont de même été prolongées un jour après celles d'entrée pour tenir compte de l'eau entrée la veille. La période d'expérience a duré deux semaines, du 12 au 26 juin, pour réduire au minimum les influences perturbatrices signalées plus haut.

a. **Méthodes d'analyse**. — Les méthodes employées pour les analyses ont été les suivantes :

Carbone organique. — La seule méthode rigoureuse de dosage du carbone organique consiste à évaporer l'eau à basse température en présence d'acide sulfureux pour éliminer le carbone minéral, d'après la méthode Frankland, à brûler le résidu dans le tube à combustion avec l'oxyde de cuivre et à recueillir l'acide carbonique formé. Cette méthode a toutefois le grave inconvénient d'être très longue et peu pratique quand on doit faire chaque jour un certain nombre de dosages, ce qui est le cas pour un contrôle de cette nature: en outre, l'adhérence très forte des dépôts au vase d'évaporation rend l'introduction difficile dans le tube à oxyde de cuivre, et il y a toujours des pertes sensibles de ce chef. Aussi avons-nous substitué à l'oxyde de cuivre le traitement par le bichromate de potasse et l'acide sulfurique d'après la méthode de Desgrez modifiée par Lambling et Donzé. L'acide carbonique produit était recueilli dans un barboteur de Schlœsing et déterminé par pesée.

Voici comment l'opération a été conduite : Un litre d'eau à analyser est additionné de 20 centimètres cubes d'une solution saturée d'acide sulfureux et porté à l'ébullition quelques instants pour éliminer tout le carbone minéral ou gazeux.

Le liquide est alors évaporé au bain-marie dans une capsule de verre, d'après la méthode indiquée par Frankland pour le dosage du carbone dans les eaux d'égout. L'évaporation demande 24 heures environ. Le résidu sec est alors introduit en majeure partie dans le ballon d'attaque de l'appareil de Desgrez, et on achève de tout introduire en lavant à plusieurs reprises la capsule à l'eau bouillante, et en la frottant avec un agitateur muni d'un bout de caoutchouc. Le volume total ne doit pas dépasser 20 centimètres cubes.

L'appareil dans lequel on fait l'attaque par le bichromate de potasse et l'acide sulfurique, comprend : 1° un petit barboteur de Cloez contenant de la lessive de soude ; 2° un tube en spirale de Winkler contenant de la lessive de soude. Les deux appareils sont destinés à arrêter l'acide carbonique de l'air qu'on fait passer dans l'appareil ; 3° le ballon d'attaque, d'une capacité de 100 centimètres cubes environ ; 4° un réfrigérant à reflux pour condenser les vapeurs entraînées ; 5° un tube à ponce sulfurique pour dessécher les gaz ; 6° un tube à ferrocyanure de potassium et un tube à borate de soude desséché pour arrêter le chlore et l'acide chlorhydrique ; 7° un tube à oxyde de cuivre et chromate de plomb, de 25 centimètres de longueur, destiné à faire passer à l'état d'acide carbonique les petites quantités d'oxyde de carbone qui se forment dans l'attaque par le bichromate de potasse et l'acide sulfurique, et à arrêter le soufre ; 8° un tube à ponce sulfurique pour enlever les traces d'humidité que peut encore contenir le gaz ; 9° les deux tubes absorbants pour l'acide carbonique comprenant un barboteur Schlœsing rempli de lessive de potasse et un tube en U contenant dans une branche de la potasse en plaques et dans l'autre de la ponce sulfurique ; 10° un tube à ponce sulfurique pour protéger le tube en U contre la vapeur d'eau de l'atmosphère.

On allume la grille, on adapte les tubes absorbants pour l'acide carbonique après les avoir pesés, et on ajuste le ballon d'attaque contenant le résidu à analyser, dilué dans les 20 centimètres cubes d'eaux de lavage de la capsule, et 6 grammes de bichromate de potasse en poudre. On fait alors couler goutte à goutte par un tube à brome, 20 centimètres cubes d'acide sulfurique pur. Quand tout l'acide est introduit, on chauffe, de manière à produire un dégagement de gaz régulier. Quand le dégagement gazeux se ralentit, on greffe le tube à ponce sulfurique qui se trouve à l'extrémité de l'appareil sur une trompe et on fait passer bulle à bulle un courant d'air qui se débarrasse de son acide carbonique dans les deux premiers barboteurs et balaie l'appareil. On continue l'ébullition pendant une heure, puis on cesse de chauffer et on fait passer le courant d'air pendant une heure encore. On détache alors les tubes absorbants, leur augmentation de poids donne l'acide carbonique.

L'opération dure trois heures à peine ; et, conduite avec les précautions indiquées, elle donne des résultats comparables, comme exactitude, avec ceux qu'on obtient avec l'oxyde de cuivre, ainsi qu'il résulte des recherches de Lambling et Donzé.

Azote ammoniacal. — 500 centimètres cubes d'eau sont additionnés de magnésie calcinée et distillés au serpentin ascendant de Schlœsing. L'ammoniaque est recueillie dans de l'acide sulfurique titré décime.

Azote organique. — 500 centimètres cubes d'eau sont évaporés en présence de 20 centimètres cubes d'acide sulfurique pur jusqu'à un volume de 25 centimètres cubes. On ajoute un cristal de sulfate de protoxyde de fer pour détruire les nitrates, puis une gouttelette de mercure et on procède à l'attaque Kjeldahl. La distillation a lieu au serpentin de Schlœsing en précipitant le mercure à l'état métallique par l'hypophosphite de soude (méthode de Maquenne et Roux). On retranche du résultat obtenu l'azote ammoniacal pour avoir l'azote organique.

b. **Résultats des analyses de la période de contrôle.** — Le tableau suivant résume les résultats obtenus dans les analyses journalières à l'entrée et à la sortie dans la période du 12 au 28 juin 1905.

L'examen de ce tableau permet de tirer les conclusions suivantes :

JOURS	VOLUMES v. observés en litres	CARBONE en milligr. de C par litre		AZOTE AMMONIACAL en milligr. d'Az par litre		AZOTE ORGANIQUE en milligr. d'Az par litre		AZOTE TOTAL en milligr. d'Az par litre	
		ENTRÉE	SORTIE	ENTRÉE	SORTIE	ENTRÉE	SORTIE	ENTRÉE	SORTIE
13 juin.	8 460	59,6	"	7,7	"	6,2	"	15,9	"
14 —	11 5:0	65,9	62,9	4,3	8,5	8,2	7,6	12,5	15,9
15 —	10 550	89,6	50,7	5,0	6,1	8,7	6,2	13,7	12,3
16 —	9 450	101,5	50,5	5,3	7,7	11,7	6,7	17,0	14,4
17 —	9 990	140,6	71,2	6,8	7,4	16,1	9,1	22,9	16,5
18 —	8 190	75,1	57,9	7,1	9,1	8,6	6,6	15,7	15,7
19 —	6 180	102,8	50,4	6,1	10,8	9,7	4,8	15,8	15,6
20 —	12 015	95,3	58,2	5,4	12,0	11,0	5,5	16,4	17,5
21 —	10 800	85,6	46,6	4,5	7,5	8,4	4,8	12,7	12,1
22 —	9 180	81,5	58,2	6,6	7,7	7,8	6,2	14,4	15,9
23 —	7 740	95,9	54,5	8,4	9,0	10,5	6,9	18,9	15,9
24 —	9 990	124,1	50,1	7,8	10,5	12,6	6,5	20,4	17,0
25 —	7 290	154,5	48,7	7,6	9,9	14,1	7,6	21,7	17,5
26 —	6 250	"	61,5	"	9,9	"	8,9	"	18,8

1° Le carbone organique est toujours beaucoup plus faible à la sortie qu'à l'entrée.

2° L'azote ammoniacal augmente fortement à la sortie.

3° L'azote organique est au contraire en plus faible quantité dans l'effluent de sortie que dans l'effluent d'arrivée.

4° L'augmentation de l'azote ammoniacal semble un peu plus faible que la diminution d'azote organique; aussi, en moyenne, l'azote total paraît un peu moins élevé à la sortie qu'à l'entrée.

Les chiffres donnés ci-dessus correspondent à la totalité des matières (solubles et insolubles) contenues dans l'eau à l'entrée et à la sortie.

Si maintenant nous multiplions ces chiffres par les volumes v observés chaque jour dans le bac d'échantillonnage, de manière à former le rapport R signalé plus haut, nous obtenons pour R les valeurs suivantes :

Valeurs de R. rapport des matières sorties aux matières entrées.

Pour le carbone organique.	Pour l'azote ammoniacal.	Pour l'azote organique.	Pour l'azote total.
0,5457	1,5622	0,6570	0,9147

Pendant la période de contrôle, on a donc retrouvé en moyenne, à la sortie, 54 pour 100 du carbone entré. On peut donc dire que la moitié environ du carbone, disparaît dans la fosse septique, soit sous la forme gazeuse, soit sous forme de dépôts qu'on extrait à la longue. Il y a de même une forte diminution de l'azote organique, puisqu'on n'en retrouve que 64 pour 100 à la sortie. Cette perte est en grande partie compensée par l'augmentation de l'azote ammoniacal. Toutefois, on ne retrouve pas à la sortie tout l'azote entré. La proportion d'azote total retrouvé est d'environ 92 pour 100; et il y a une perte de 8 pour 100. Cette perte peut être attribuée à plusieurs causes. D'abord, le liquide ammoniacal de la fosse septique est le siège de dégagements gazeux incessants qui entraînent forcément avec eux une certaine quantité d'ammoniaque dans l'air. Ensuite, il y a à l'entrée de la fosse septique environ 2 milligrammes de nitrates par litre, évalués en $A_2^2{}_0^5$ qui se dénitrifient en grande partie dans la fosse. Cette dénitrification n'influe pas sur notre chiffre, puisque nous avons négligé les nitrates; mais elle est accompagnée de la décomposition de l'azote des amides, et dans la dénitrification une partie de l'azote organique, à peu près égale à celle qui provient des nitrates, prend l'état gazeux et se trouve ainsi perdue.

Enfin, une certaine quantité de matières azotées reste dans la fosse sous forme de dépôts, qu'on élimine au bout d'un temps plus ou moins long. Cette dernière quantité est faible ; elle n'est cependant pas négligeable. La perte d'azote à la sortie de la fosse septique est donc parfaitement explicable.

Le tableau relatif à la comparaison de la marche de la fosse septique ouverte et de la fosse septique fermée, accuse une augmentation du carbone organique et de l'azote organique à la sortie. Cette augmentation n'est qu'apparente, car les analyses de ce tableau se rapportent aux liquides *filtrés*, au lieu de se rapporter aux liquides bruts comme dans l'expérience qui précède. Les matières en suspension ne sont donc pas comprises dans les analyses d'entrée, et on retrouve à la sortie les produits solubles qu'elles donnent, d'où l'augmentation observée.

Il est certain que ces chiffres ne sont qu'approchés et qu'ils peuvent varier suivant les circonstances et notamment suivant

la richesse des eaux en matières organiques et en azote et
suivant le fonctionnement plus ou moins actif de la fosse
septique. Ils permettent cependant de se rendre compte de
l'importance de la fosse septique dans l'épuration de l'eau. La
fosse septique fait disparaître somme toute, à peu près la
moitié du carbone qui entre, et elle est l'agent principal de
dégradation et de destruction des matières hydrocarbonées.
Vis-à-vis de l'azote, son rôle se borne à solubiliser et à transformer en ammoniaque les matières azotées complexes ; la
diminution de l'azote est faible et ce sont les lits bactériens
qui sont principalement chargés de l'épuration définitive des
eaux sous le rapport des matières azotées.

CHAPITRE V

TRAVAIL DES LITS BACTÉRIENS DE PREMIER ET DE SECOND CONTACT
COMPOSITION DES EAUX A L'ENTRÉE ET A LA SORTIE
MÉTHODES D'ANALYSE

Pour suivre le travail de désintégration de la matière organique sur les lits bactériens, nous avons analysé chaque jour, à partir du 1er août 1904, jusqu'au 1er juillet 1905, un ou plusieurs échantillons d'eau prélevés :

1° Dans le bassin collecteur, au sortir de l'une ou l'autre fosse septique ;

2° A la sortie des lits de premier contact ;

3° A la sortie des lits de second contact.

Les lits ont presque constamment fonctionné à raison de deux remplissages par douze heures, pour éviter un service de nuit.

Toutefois, pendant les mois de mai et juin 1905, nous leur avons imposé successivement trois, puis quatre remplissages par vingt-quatre heures, afin de nous rendre compte des limites de leur capacité d'oxydation.

En règle générale, les alternances d'immersion et d'aération pour chaque lit étaient établies de la manière suivante :

Pour le premier contact qui recevait l'eau sortant des fosses septiques :

> 1 heure de remplissage ;
> 2 heures plein ;
> 1 heure pour vider ;
> 5 heures d'aération ;
> 1 heure de remplissage ;
> 2 heures plein ;
> 1 heure pour vider ;
> 15 heures d'aération (nuit)

Pour le second contact :

> 1 heure de remplissage ;
> 1 heure plein ;
> 1 heure pour vider ;
> 3 heures d'aération ;
> 1 heure de remplissage ;
> 1 heure plein ;
> 1 heure pour vider ;
> 15 heures d'aération (nuit et matinée).

Lorsque les lits ont reçu trois remplissages par vingt-quatre heures, les alternances étaient réglées comme suit :

> 1 heure pour remplir . . . ⎫
> 2 heures de plein. . . . ⎪ Répétés trois fois en 24 heures,
> 1 heure pour vider . . . ⎬ soit 3 cycles de 8 heures chacun.
> 4 heures d'aération . . . ⎭

Avec quatre remplissages par vingt-quatre heures, les périodes d'immersion étaient réduites à une heure et les périodes d'aération à trois heures.

Disons immédiatement que les résultats ont toujours été très satisfaisants avec deux ou trois remplissages par vingt-quatre heures. Avec quatre remplissages, ils devenaient beaucoup moins parfaits, la nitrification n'ayant pas le temps de s'effectuer.

La limite de trois cycles doit donc être considérée comme ne devant pas être normalement dépassée : elle correspond à un débit moyen d'un mètre cube d'eau à épurer sur chaque contact, par mètre carré de surface de lit bactérien et par vingt-quatre heures ; soit pour les deux contacts, 500 *litres par mètre carré de surface totale et par jour.*

Les analyses chimiques ont porté régulièrement sur :

1° L'évaluation de la matière organique par l'oxydabilité au permanganate de potasse en solution acide et en solution alcaline ;

2° La détermination de l'oxygène absorbé en trois minutes et en quatre heures aussitôt après les prises d'échantillon, et en trois minutes après sept jours d'incubation à l'étuve à 30° en flacon hermétiquement clos (*test d'incubation*) ;

3° Le dosage de l'azote ammoniacal et organique;

4° Les nitrites;

5° Les nitrates;

6° De temps en temps, le dosage du carbone organique.

1. Évaluation de la matière organique. — Il n'existe aucun procédé analytique qui permette de différencier les diverses matières organiques que renferment les eaux d'égout. Ces substances sont d'origine très variable, animale ou végétale, et elles ont déjà subi sous l'influence des fermentations anaérobies en fosses septiques, toute une série de réactions et de dégradations successives qui augmentent encore la difficulté de leur étude.

On est donc dans l'impossibilité absolue de les caractériser autrement qu'en les dosant en bloc, c'est-à-dire en les représentant par le poids d'oxygène qu'elles sont susceptibles d'emprunter au permanganate de potasse.

Cette méthode ne saurait nous satisfaire, car les matières organiques, suivant leur état et leur nature, absorbent des poids différents d'oxygène : les substances d'origine végétale, par exemple, d'après Pouchet et Bonjean, empruntent au milieu acide plus d'oxygène au permanganate que les produits de putréfaction des matières albuminoïdes animales.

Mais si nous ne pouvons rien en conclure de précis, du moins nous est-il possible de suivre les différences d'oxydabilité de nos eaux d'égout avant et après leur passage sur les lits bactériens. Les chiffres obtenus nous fournissent des résultats comparables puisqu'ils portent sur la même eau. Ne leur demandons rien autre chose.

On sait qu'il existe deux procédés de dosage des matières organiques par le permanganate, l'une en milieu acide, l'autre en milieu alcalin. Tandis que Tiemann et Preusse admettent que les substances qui fixent mieux l'oxygène en milieu acide sont les plus complexes et les plus éloignées des stades de désintégration, Albert Lévy pense, avec G. Pouchet et Bonjean, que les substances d'origine animale sont plus avides d'oxygène en milieu alcalin qu'en milieu acide. Le contraire se produit pour les substances d'origine végétale.

Nous avons donc cru préférable d'employer simultanément

et dans tous les cas la méthode de Kubel-Tiemann (solution acide) et celle de A. Lévy (solution alcaline) légèrement modifiée.

L'évaluation de la matière organique par l'oxydabilité au permanganate repose sur le principe suivant :

Lorsqu'on additionne une eau renfermant des matières organiques d'une petite quantité de permanganate de potassium, à froid ou, plus rapidement, à chaud, on voit la coloration disparaître et faire place à un dépôt brun d'oxyde de manganèse. Le permanganate a perdu une partie de son oxygène et s'est transformé d'après l'équation suivante :

$$2 MnO^4 K + 5 So^4 H^2 = SO^4 K^2 + 2 SO^4 Mn + 5 H^2 O + 5 O$$

L'oxygène est consommé par la matière organique.

Réactifs. — 1° Solution *A* de permanganate de potassium à 5 gr, 16 par litre.

2° Solution *B* de permanganate de potassium diluée : on porte 125 centimètres cubes de la solution A à un litre par addition d'eau distillée. 1 centimètre cube de cette solution correspond à 0 mgr, 1 d'oxygène.

3° Solution de sulfate ferreux ammoniacal. On dissout 10 grammes de sulfate ferreux ammoniacal avec 10 centimètres cubes d'acide sulfurique pur dans de l'eau distillée et on porte le volume à 1 litre.

4° Solution déci-normale d'acide oxalique à 6 gr, 3 par litre. Cette solution ne se conservant que peu de temps doit être fréquemment renouvelée. On peut aussi la stériliser par filtration à la bougie Chamberland, en gardant les solutions ainsi filtrées dans des flacons stérilisés. 10 centimètres cubes de cette solution correspondent à 8 centimètres cubes de la solution B de permanganate.

5° Solution d'acide sulfurique pur dilué. On verse avec précaution dans 800 centimètres cubes d'eau distillée 200 centimètres cubes d'acide sulfurique pur et on laisse refroidir.

6° Solution saturée de bicarbonate de soude pur.

Technique. — L'oxydabilité est obtenue par la différence entre l'oxygène emprunté au permanganate par une quantité *x* d'eau d'égout et l'oxygène emprunté au permanganate par une quantité 2*x* de cette même eau d'égout. Dans un matras

conique d'Erlenmeyer de 250 centimètres cubes de capacité,
nous mesurons une quantité d'eau, filtrée au papier, telle
qu'après l'ébullition avec 40 centimètres cubes de solution B
de permanganate, le liquide reste nettement coloré en rouge.
Dans un autre vase de même capacité, nous mesurons une
quantité d'eau double de la première. (Dans nos expériences
avec les eaux de la Madeleine, nous avons employé respectivement 10 et 20 centimètres cubes d'eau brute ou d'eau sortant
des fosses septiques, 25 et 50 centimètres cubes d'eau sortant
du premier lit bactérien, 50 et 100 centimètres cubes d'eau
sortant du deuxième lit bactérien, second contact.)

On complète, quand cela est nécessaire, avec de l'eau
distillée, pour avoir dans les deux vases un volume égal de
100 centimètres cubes. On verse alors dans chacun des matras
10 centimètres cubes d'acide sulfurique dilué et 40 centimètres
cubes de solution B de permanganate. On porte à l'ébullition
ménagée pendant 10 *minutes* exactement.

On ajoute 20 centimètres cubes de solution de sulfate ferreux
qui décolore complètement la liqueur et on laisse refroidir.

On revient à la teinte rose très légère en ajoutant à l'aide
d'une burette graduée la solution B de permanganate.

La différence volumétrique de solution de permanganate
trouvée entre les deux épreuves représente l'oxygène consommé par la matière organique de 10, 25 ou 50 centimètres
cubes de l'eau employée. Or, comme 1 centimètre cube de la
solution B de permanganate correspond à $0^{mgr},1$ d'oxygène, en multipliant respectivement par 100 ou par 40 ou par
20, on évalue la quantité d'oxygène empruntée au permanganate par litre d'eau d'égout, en *solution acide*.

Pour l'évaluation en milieu alcalin, on opère sur les mêmes
dilutions auxquelles on ajoute 20 centimètres cubes de solution
de bicarbonate de soude et 40 centimètres cubes de solution B
de permanganate. Après 10 *minutes* d'ébullition, on sature le
bicarbonate par 10 centimètres cubes d'acide sulfurique pur
dilué, ajouté avec précaution, et on titre comme précédemment.

Les solutions de permanganate étant assez facilement alté-
rables, on doit en déterminer chaque jour le titre, à l'aide
de la solution d'acide oxalique.

Résultats. — Les coefficients d'oxydabilité au permanganate varient naturellement beaucoup dans l'effluent des fosses septiques suivant la composition, elle-même très variable, de l'eau brute.

Dans nos dosages en solution acide, l'écart oscille de 52 milligrammes (du 20 au 25 mars) chiffre minimum (par litre) à 90 (du 6 au 11 février) chiffre maximum que nous ayons observé.

La moyenne de onze mois est de $61^{mgr},5$.

En solution alcaline, le minimum a été 19 milligrammes (également du 20 au 25 mars) et le maximum 77 milligrammes du 6 au 11 février.

La moyenne de onze mois est de $47^{mgr},2$.

Après les premier et second contacts, les moyennes sont, respectivement pour nos deux lits de chaque contact :

	En solution acide.	En solution alcaline.
Après le 1er contact. . . .	57^{mgr} et $55^{mgr},6$	$27^{mgr},2$ et $28^{mgr},7$.
Après le 2e contact. . . .	$21^{mgr},4$ et $21^{mgr},1$	$21^{mgr},7$ et $19^{mgr},6$.

Nous donnons ci-après : 1° les moyennes hebdomadaires relevées dans nos expériences du 1er août 1904 au 5 juillet 1905 (*tableaux I et II*) ;

2° Un schéma représentant ces moyennes pour l'ensemble de onze mois (*graphique n° 1*) ;

5° Quatre courbes montrant la marche de l'oxydabilité en *solution acide* et en *solution alcaline* des effluents respectifs des fosses septiques, du premier et du deuxième contact pour nos deux lits de chaque contact, série A (A¹, A², premier contact; deuxième contact : B¹ et B²) (*graphiques nᵒˢ 2, 5, 4 et 5*).

4° Une courbe permettant d'établir la comparaison des résultats fournis par les méthodes d'évaluation des matières organiques au moyen nu permanganate de potasse en solution acide et en solution alcaline (*graphique n° 6*).

L'examen de ces courbes indique que l'eau épurée sortant du deuxième contact présente encore un indice d'oxydabilité assez considérable. Et cependant, cette eau renferme, comme nous le verrons plus loin, une quantité importante de nitrates et elle n'est plus putrescible en vase clos, même après sept jours d'étuve à 30°.

TABLEAU I.

Oxydabilité (dosage en solution alcaline).

DATES		BASSIN COLLECTEUR (après fosse septique)	LITS BACTÉRIENS		LITS BACTÉRIENS	
			A1 1er CONTACT	A2 2e CONTACT	B1 1er CONTACT	B2 2e CONTACT
AOUT	Du 1 au 6.	55,6	21,8	16,2	25,7	15,7
	— 8 — 15.	48,8	25,8	14,4	25,9	15,3
	— 16 — 20.	48,5	27,8	16,2	26,0	18,8
	— 22 — 27.	56,4	50,5	20,9	55,0	21,5
	— 29 — 5.	60,0	50,7	18,5	27,5	17,6
SEPTEMBRE	Du 5 au 10.	45,4	25,0	16,5	25,6	15,7
	— 12 — 17	47,6	22,6	16,2	28,7	16,9
	— 19 — 24.	51,0	28,5	19,0	29,8	20,5
	— 26 — 1.	50,2	26,7	19,5	26,6	19,9
OCTOBRE	Du 5 au 8.	46,7	25,5	16,5	25,9	18,2
	— 10 — 15.	47,5	26,5	18,2	29,0	20,1
	— 17 — 22.	48,9	28,6	16,7	29,2	20,1
	— 24 — 29.	47,5	24,6	15,7	26,2	18,5
NOVEMBRE	Du 31 au 5.	»	»	»	»	»
	— 7 — 12.	52,7	50,0	22,6	52,4	22,6
	— 14 — 19.	41,2	21,3	16,8	28,0	19,0
	— 21 — 26.	44,6	24,4	21,6	22,8	22,2
	— 28 — 5.	56,0	52,4	20,0	52,8	18,8
DÉCEMBRE	Du 5 au 10.	24,0	18,8	14,8	16,8	12,7
	— 12 — 17.	55,2	27,2	17,4	20,5	14,8
	— 19 — 24.	58,5	28,4	19,2	28,8	24,4
	— 26 — 51.	60,5	42,4	25,6	41,0	28,2
JANVIER	Du 2 au 9.	»	»	»	»	»
	— 10 — 21.	»	»	»	»	»
	— 21 — 4.	»	»	»	»	»
FÉVRIER	Du 6 au 11.	77,0	58,4	17,4	56,8	26,0
	— 15 — 18.	56,0	57,6	25,0	29,2	25,6
	— 20 — 25.	44,5	51,2	20,0	51,2	22,8
	— 27 — 4.	64,0	42,8	26,4	54,8	25,8
MARS	Du 6 au 11.	51,0	28,4	17,0	25,8	19,2
	— 15 — 18.	54,0	25,2	19,2	»	»
	— 20 — 25.	19,0	14,8	12,6	»	»
	— 27 — 1.	»	»	»	»	»
AVRIL	Du 5 au 8.	46,0	24,8	18,8	»	»
	— 10 — 15.	58,0	21,2	17,4	»	»
	— 17 — 22.	»	»	»	»	»
	— 25 — 29.	»	»	»	»	»
MAI	Du 1 au 6.	58,0	18,0	14,6	»	»
	— 8 — 15.	42,0	»	»	24,4	16,2
	— 15 — 20.	52,0	24,4	21,4	29,6	20,8
	— 22 — 27.	48,5	28,0	18,4	24,2	18,2
	— 29 — 5.	40,5	21,8	16,9	»	»

TABLEAU II.

Oxydabilité (dosage en solution acide).

DATES		BASSIN COLLECTEUR (après fosse septique)	LITS BACTÉRIENS		LITS BACTÉRIENS	
			A1 1er CONTACT	A2 2e CONTACT	B1 1er CONTACT	B2 2e CONTACT
Aout	Du 1 au 6.	48,0	28,4	17,6	51,6	18,7
	— 8 — 13.	63,3	30,4	18,5	52,1	16,7
	— 16 — 20.	67,0	36,1	17,7	58,2	21,2
	— 22 — 27.	65,4	40,5	19,5	57,5	20,7
	— 29 — 3.	67,0	52,4	20,2	56,5	20,7
Septembre..	Du 5 au 10	56,4	50,4	19,0	51,5	19,2
	— 12 — 17.	55,5	29,9	18,2	29,2	19,8
	— 19 — 24.	65,8	54,5	21,4	55,4	21,2
	— 26 — 1.	65,8	54,1	22,9	54,5	25,6
Octobre. . .	Du 5 au 8.	59,0	52,2	19,6	56,5	19,6
	— 10 — 15.	58,8	51,2	20,4	56,0	21,7
	— 17 — 22.	60,9	50,9	19,9	55,1	22,5
	— 24 — 29.	58,2	35,5	20,1	50,6	21,4
Novembre. .	Du 31 au 5.	»	»	»	»	»
	— 7 — 12.	58,0	51,0	22,5	40,0	27,9
	— 14 — 19.	65,0	52,8	19,4	58,0	22,0
	— 21 — 26.	59,6	28,0	20,0	55,6	20,0
	— 28 — 3.	67,0	55,2	20,8	54,0	22,5
Décembre. .	Du 5 au 10.	59,6	26,8	17,6	20,2	17,6
	— 12 — 17.	42,0	55,5	22,8	28,2	20,9
	— 19 — 24.	74,5	55,6	22,8	57,2	20,2
	— 26 — 31.	75,6	45,2	20,8	43,0	22,4
Janvier. . .	Du 2 au 9.	»	»	»	»	»
	— 10 — 21.	»	»	»	»	»
	— 21 — 4.	»	»	»	»	»
Février. . .	Du 6 au 11.	90,0	46,0	25,2	45,2	21,8
	— 13 — 18.	69,0	41,6	21,2	40,0	20,8
	— 20 — 25.	65,5	56,8	22,8	46,4	22,4
	— 27 — 4.	75,5	47,2	25,8	44,0	22,6
Mars	Du 6 au 11.	67,7	46,9	27,8	58,5	28,0
	— 13 — 18.	51,0	54,0	21,6	»	»
	— 20 — 25.	52,0	21,2	15,2	»	»
	— 27 — 1.	»	»	»	»	»
Avril. . . .	Du 5 au 8.	65,0	58,4	22,6	»	»
	— 10 — 15.	59,0	54,0	18,8	»	»
	— 17 — 22.	»	»	»	»	»
	— 25 — 29.	»	»	»	»	»
Mai	Du 1 au 6.	48,0	51,2	19,4	»	»
	— 8 — 13.	61,0	»	»	25,2	20,8
	— 15 — 20.	79,5	45,6	22,2	59,2	22,6
	— 22 — 27.	57,0	55,2	22,4	58,4	21,4
	— 29 — 3.	50,0	50,0	18,5	»	»

La raison de ce fait est que l'effluent des deuxièmes contacts contient un très grand nombre de microbes provenant
des lits bactériens et des substances organiques complexes
telles que l'indigo ou des leuco dérivés de couleurs d'aniline

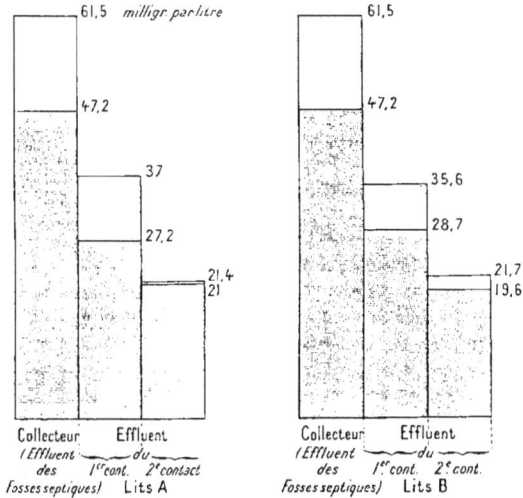

Graphique n° 1. — Moyennes annuelles de l'oxydabilité en solutions acide et alcaline.
Partie blanche : solution acide. — Partie grise : solution alcaline.

(déversés par les teintureries) que les microbes ne détruisent
pas. Ces substances sont d'ailleurs inoffensives pour les cours
d'eau.

II. **Détermination de l'oxydabilité par le permanganate en
3 minutes et en 4 heures aussitôt après les prises d'échantillons, et en 3 minutes après 7 jours d'incubation à l'étuve
à 30° en flacon hermétiquement clos.** — Cette détermination
procède de la même réaction que celle du coefficient d'oxydabilité. Les chimistes anglais y ont recours de préférence à
la précédente et nous l'avons adoptée parce qu'elle permet
d'établir rapidement et avec une approximation assez satisfaisante la marche de l'épuration d'une même eau dans les
différentes phases de l'épuration biologique.

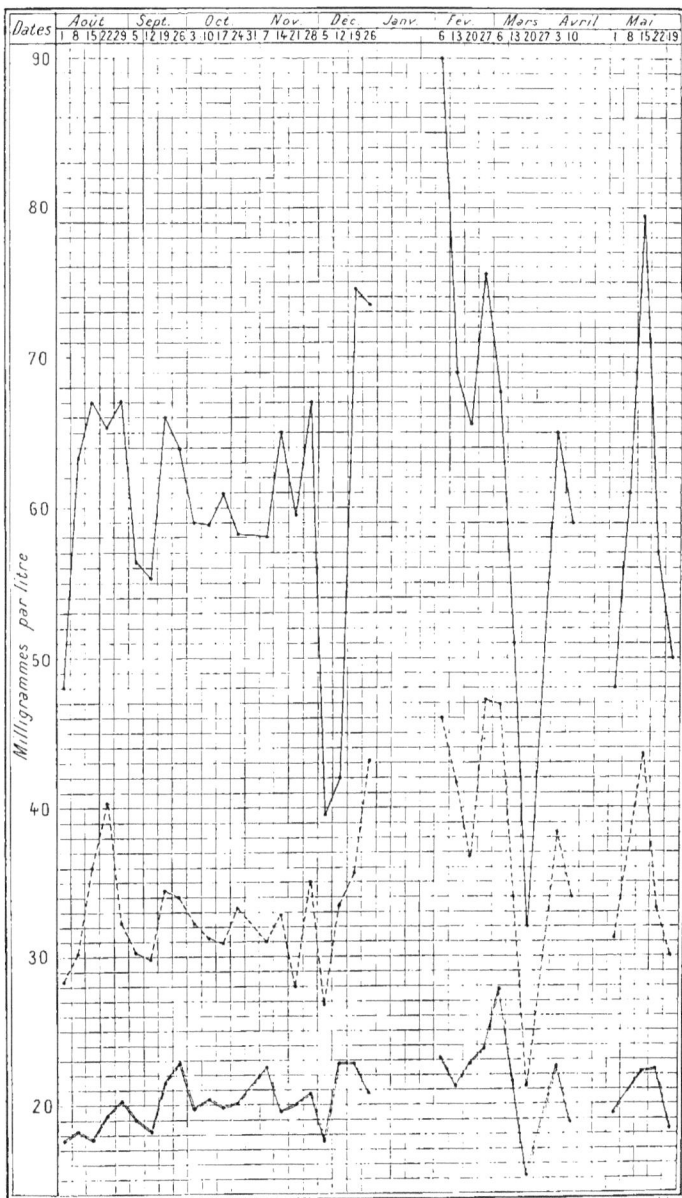

Graphique n° 2. — Lits A : Oxydabilité (Dosage en solution acide).

Effluent des fosses septiques ——— Effluent des lits de 1ᵉʳ contact ········· Effluent des lits de 2ᵉ contact ═══

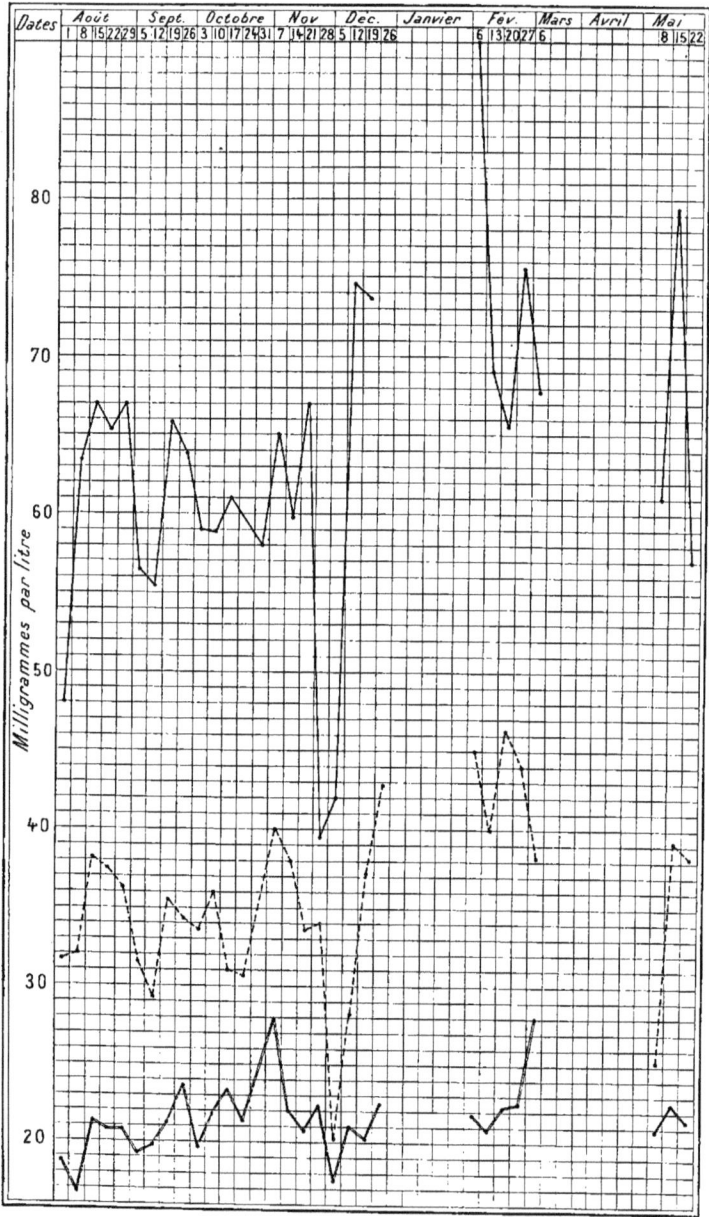

Graphique n° 5. — Lits B : Oxydabilité (dosage en solution acide).

Effluent des fosses septiques ——— Effluent des lits de 1er contact - - - - - Effluent des lits de 2e contact ═══

F. BOGGEMANS del.

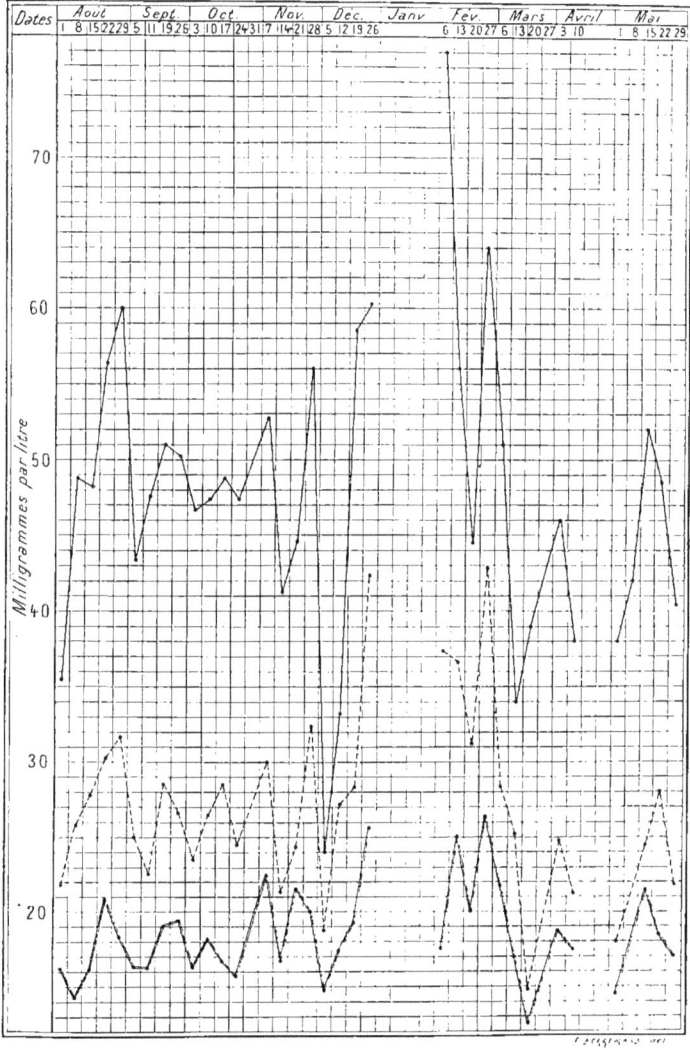

Graphique n° 4. — Lits A : Oxydabilité (dosage en solution alcaline).

Effluent des fosses septiques. . . . . ———
— des lits de 1ᵉʳ contact . . . .
— des lits de 2ᵉ contact . . . .

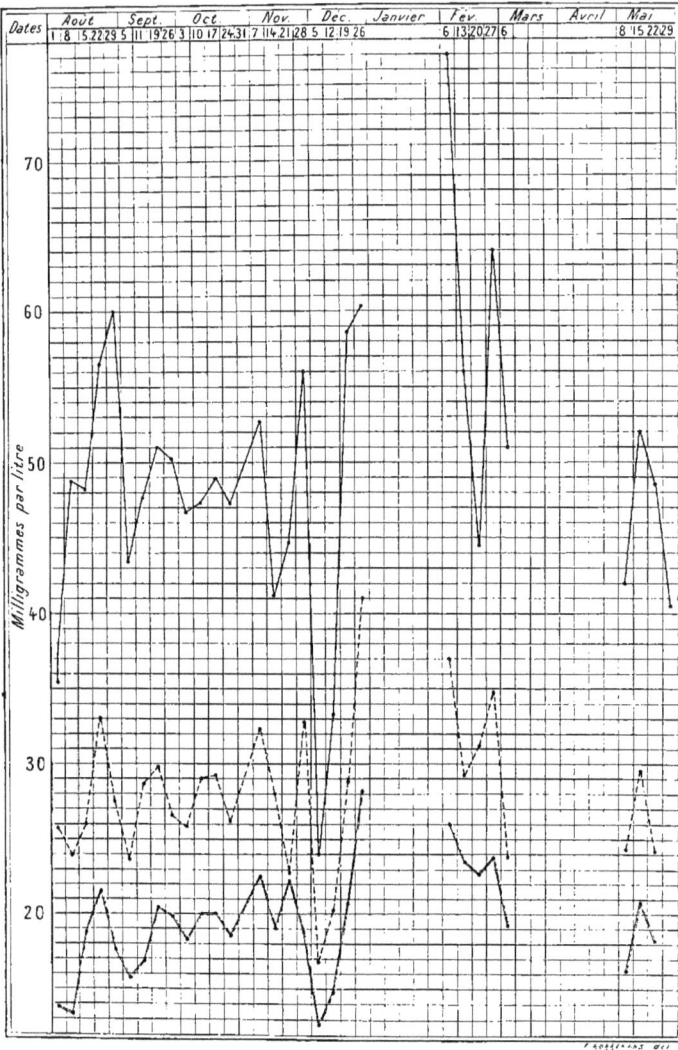

Graphique n° 5. — *Lits B : Oxydabilité* (dosage en solution alcaline).

Effluent des fosses septiques . . . . ──────
　—　　des lits de 1ᵉʳ contact . . . . ‑‑‑‑‑‑‑
　—　　des lits de 2ᵉ contact . . . . ════　c

On l'effectue de la manière suivante :

On fait agir pendant des temps mesurés (trois minutes ou quatre heures) une solution titrée de permanganate de potassium sur l'eau à analyser qui a été préalablement acidifiée par l'acide sulfurique. Au bout de ces temps, la réaction est arrêtée par l'addition d'une solution d'iodure de potassium.

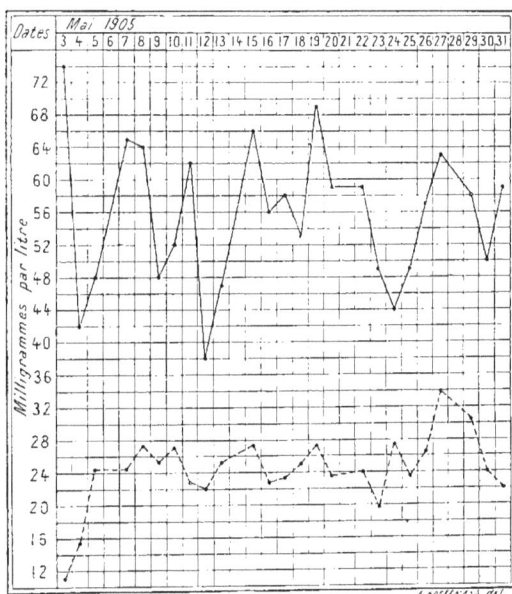

Graphique n° 6. — Comparaison des méthodes d'évaluation des matières organiques dans l'effluent des Fosses septiques.

Oxydabilité : Dosage en solution acide. . . . . . . ————
            —   alcaline . . . . . - - - - - -

Le permanganate non réduit met en liberté une quantité correspondante d'iode que l'on dose avec une solution titrée d'hyposulfite de soude en présence d'amidon. Par la correspondance des solutions, on a facilement la quantité de permanganate qui a été réduite et on en tire la quantité d'oxygène qui a été absorbée par les matières organiques ou autres oxydables, présentes dans l'eau.

Réactifs. — 1° Solution diluée de permanganate de potas-

sium. C'est la solution employée pour la détermination de
l'oxydabilité : 1 centimètre cube correspond à $0^{mgr},1$ d'oxygène;

2° Solution d'acide sulfurique au cinquième en volume;

3° Solution d'iodure de potassium à 10 pour 100;

· 4° Empois d'amidon à 2 grammes par litre;

5° Solution titrée d'hyposulfite de soude. On dissout
7 grammes de ce sel dans un litre d'eau. Cette solution doit
être ajustée de façon que 1 centimètre cube corresponde à
2 centimètres cubes de la solution diluée de permanganate.
Pour cela, on mélange 50 centimètres cubes d'eau distillée,
10 centimètres cubes d'acide sulfurique dilué et 50 centimètres
cubes de solution de permanganate. On ajoute alors goutte à
goutte la solution d'iodure de potassium jusqu'à ce que le
mélange ait la coloration jaune brun clair de l'iode. Au moyen
d'une burette graduée, on verse alors la solution d'hyposulfite
jusqu'à coloration jaune pâle. On ajoute quelques gouttes de
l'empois d'amidon et on continue à faire couler la solution
d'hyposulfite jusqu'à décoloration. Si la solution est exacte,
on aura employé 25 centimètres cubes d'hyposulfite; si l'on n'a
pas ce résultat, on ajuste la solution par une dilution convenable.

Cette solution est très altérable, aussi doit-on en préparer
peu à l'avance et, en tout cas, la titrer à nouveau chaque jour.

Les réactions utilisées dans ce dosage sont établies par les
équations suivantes :

$$5O + 10KI + 5SO^4H^2 = 5SO^4K^2 + 5I^2 + 5H^2O.$$

On dose alors l'iode mis en liberté :

$$5I^2 + 10S^2O^3Na^2 = 5S^4O^6Na^2 + NaI.$$

Quant à la réduction du permanganate par les matières
oxydables, la formule en a été donnée pour la détermination
de l'oxydabilité.

On fait avec cette méthode trois déterminations :

1° Oxygène absorbé en trois minutes;

2° Oxygène absorbé en quatre heures;

3° Oxygène absorbé en trois minutes après sept jours d'incubation à $28°$-$30°$.

1° *Détermination de l'oxygène absorbé en trois minutes.*

Le dosage se fait de la même manière que le titrage de la solution d'hyposulfite.

On mesure 50 centimètres cubes d'eau à analyser, puis 10 centimètres cubes d'acide sulfurique dilué, puis 20 centimètres cubes ou davantage de solution de permanganate. Après trois minutes on ajoute la solution d'iodure et on titre à l'hyposulfite. 1 centimètre cube de la solution d'hyposulfite correspondra à 0^{mgr},2 d'oxygène.

L'oxygène cédé par le permanganate a servi à oxyder les matières organiques et aussi les sels ferreux, les sulfites, les sulfocyanates, les sulfures, les nitrites, les phénols et dérivés, l'indigo. On peut, si on a une eau résiduaire relativement constante, déterminer la part que chacun de ces composés prend dans ce dosage.

2° *Détermination de l'oxygène absorbé en 4 heures.*

Le dosage est le même que pour la détermination en trois minutes. Il suffit simplement de prolonger l'action du permanganate à la température du laboratoire pendant quatre heures.

L'oxydation des matières organiques par le permanganate, à peine commencée au bout de 5 minutes, est beaucoup plus importante après 4 heures, et la quantité d'oxygène absorbé donne une certaine approximation des substances facilement oxydables, substances capables de se putréfier rapidement. Il est évident que les substances dont on a signalé l'action sur le permanganate en trois minutes agissent de même dans cette détermination.

3° *Détermination de l'oxygène absorbé en trois minutes après incubation. — Indice de putrescibilité.*

Si l'on abandonne un échantillon d'eau contenant des matières organiques dans un flacon bouché à l'émeri et à la température d'une chaude journée d'été, c'est-à-dire de 24° à 30°, il se produit une décomposition des matières organiques par les microorganismes avec dégagement d'odeurs désagréables parmi lesquelles domine l'hydrogène sulfuré. Ce gaz est très facilement oxydé par le permanganate. Tel est le principe de la méthode de M. *Scudder* pour déterminer la putrescibilité.

On fait d'abord la détermination de l'oxygène absorbé en trois minutes sur l'eau au moment de la prise d'échantillon.

On remplit ensuite complètement, avec ce même échantillon, un flacon de 250 centimètres cubes bouché à l'émeri qu'on place dans une étuve à 28°-30°, dans laquelle on le laisse séjourner pendant sept jours. Après ce temps, on détermine de nouveau l'oxygène absorbé en trois minutes.

Par la comparaison des deux résultats obtenus avant et après incubation, on se rend compte de la putrescibilité de l'eau analysée. Si la quantité d'oxygène absorbé croît après les sept jours d'incubation, cela indique la production de substances très facilement oxydables comme l'hydrogène sulfuré, et l'importance de cet accroissement peut servir à mesurer la putréfaction produite. En tout cas, cette différence représente la tendance de l'eau à causer une *nuisance* si elle est exposée à des conditions favorables à la putréfaction. Il faut toutefois signaler une exception : lorsque l'eau renferme des nitrates et un peu de matières organiques, ces nitrates sont réduits en nitrites. Ceux-ci absorbent immédiatement l'oxygène du permanganate et il peut arriver dans ce cas, que l'essai après incubation, donne un coefficient d'absorption plus fort qu'avant, bien qu'il n'y ait eu aucune putréfaction. On peut détruire ces nitrites par un peu d'urée en solution acide.

Lorsqu'une eau renferme de l'oxygène et des nitrates, l'essai après incubation donnera des chiffres plus faibles qu'avant incubation, même s'il y a des nitrites. Cette diminution est l'indice d'une purification efficace.

Dans le cas des eaux résiduaires, il peut arriver que celles-ci contiennent des résidus industriels capables de retarder et même d'empêcher la putréfaction. De même, dans les effluents de précipitation chimique, lorsque le réactif est en excès, on peut avoir un effluent stérile. Cependant, comme ces eaux peuvent, dans certaines conditions, subir des fermentations subséquentes, on les soumet alors à l'essai suivant :

On mélange l'eau à analyser avec un volume égal ou supérieur de l'eau du cours d'eau dans lequel devra se rendre l'effluent et on soumet ce mélange à l'incubation. L'effet des substances stérilisantes est alors diminué ou complètement écarté et la putréfaction se déclare si l'eau n'est pas suffisamment purifiée. Une épreuve-témoin devra, bien entendu, être effectuée dans chaque cas avec l'eau du cours d'eau sans addition d'eau chimiquement épurée.

Résultats. — Nous présentons sous forme de tableau et de graphiques (*tableau III, graphique* 7, 8, 9, 10, 11 et 12), les

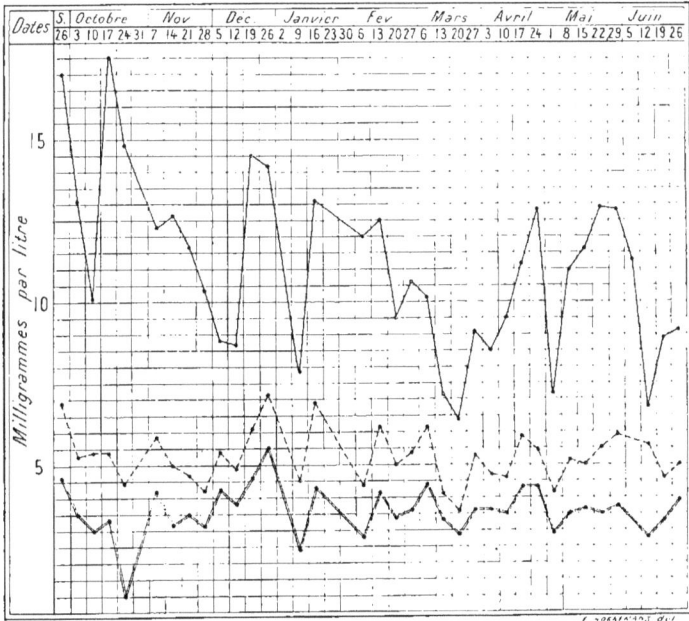

Graphique n° 7. — *Lits A : Oxygène absorbé en 5 minutes.*

Effluent des fosses septiques. . . . . ———
— . des lits de 1ᵉʳ contact . . . .
— des lits de 2ᵉ contact . . . .

moyennes hebdomadaires et les moyennes générales de nos dosages relatifs à l'effluent des fosses septiques et des lits bactériens A^1 et B^1 de premier contact, A^2 et B^2 de second contact.

Ces graphiques montrent d'une façon très nette que la plus grande partie des matières susceptibles d'être oxydées par le permanganate de potassium en *trois minutes*, est retenue et détruite pendant le *premier contact*.

TABLEAU III. — **Oxygène absorbé en 3 minutes.**

a) avant incubation. — b) après incubation.

DATES		BASSIN COLLECTEUR (après fosse septique.)		LITS BACTÉRIENS A1 1er CONTACT		A2 2e CONTACT		LITS BACTÉRIENS B1 1er CONTACT		B2 2e CONTACT	
		a	b	a	b	a	b	a	b	a	b
SEPTEMBRE.	Du 5 au 10.	»	»	»	»	»	»	»	»	»	»
	— 12 — 17.	»	»	»	»	»	»	»	»	»	»
	— 19 — 24.	»	»	»	»	»	»	»	»	»	»
	— 26 — 1.	17,0	10,75	6,9	4,1	4,6	3,4	7,5	4,2	4,9	2,8
OCTOBRE..	Du 5 au 8.	15,1	8,7	5,5	5,9	3,5	2,8	4,9	4,8	5,5	4,1
	— 10 — 15.	10,4	8,5	5,4	3,9	3,0	5,6	6,5	5,0	5,9	5,0
	— 17 — 22.	17,1	8,0	5,4	4,8	3,5	4,0	5,8	4,0	5,9	2,9
	— 24 — 30.	14,8	7,4	4,4	3,4	1,05	3,1	5,05	3,5	5,4	2,9
NOVEMBRE .	Du 31 au 5.	»	»	»	»	»	»	»	»	»	»
	— 7 — 12.	12,5	8,5	5,8	5,0	4,2	2,5	6,5	5,2	4,5	2,8
	— 14 — 19.	12,6	11,0	5,0	3,0	5,2	2,1	5,0	5,5	5,7	2,6
	— 21 — 26.	11,7	9,5	4,7	5,7	5,5	2,1	4,5	4,5	5,5	2,5
	— 28 — 5.	10,4	10,5	4,2	2,7	5,1	2,5	4,8	5,5	5,4	1,8
DÉCEMBRE .	Du 5 au 10.	8,8	10,7	5,4	5,8	4,5	2,6	5,5	4,0	2,5	1,9
	— 12 — 17.	8,7	10,0	4,9	4,4	5,8	2,0	4,5	2,5	5,6	1,2
	— 19 — 24.	14,5	17,2	6,1	6,0	4,6	2,6	6,2	7,9	4,1	5,2
	— 26 — 31.	14,2	31,9	7,2	15,6	5,5	4,1	7,4	10,6	5,7	4,5
JANVIER...	Du 2 au 7.	»	»	»	»	»	»	»	»	»	»
	— 9 — 14.	7,8	19,5	4,5	4,4	2,4	2,6	4,1	6,1	5,5	2,6
	— 16 — 21.	15,1	15,8	6,9	8,7	4,5	2,5	6,2	5,8	4,5	2,9
	— 25 — 4.	»	»	»	»	»	»	»	»	»	»
FÉVRIER ..	Du 6 au 11.	12,0	11,0	4,4	5,6	2,8	2,9	4,8	7,0	5,5	5,0
	— 15 — 18.	12,5	17,4	6,2	6,0	4,2	5,8	6,9	8,0	4,4	5,9
	— 20 — 25.	9,5	17,0	5,0	4,2	3,4	2,5	5,6	6,2	5,6	5,0
	— 27 — 4.	10,6	17,7	5,4	5,6		2,2	5,5	6,8	5,6	1,9
MARS....	Du 6 au 11.	10,2	18,7	6,2	5,7	4,4	4,0	6,7	6,9	4,8	4,0
	— 15 — 18.	7,1	11,0	4,1	5,8	5,5	2,4	4,4	4,0	5,5	2,8
	— 20 — 25.	6,4	11,2	5,6	2,6	2,9	1,8	4,2	5,6	5,2	2,0
	— 27 — 1.	9,1	14,1	5,5	4,8	5,6	2,7	5,5	5,2	5,8	2,5
AVRIL....	Du 5 au 8.	8,5	17,0	4,7	5,0	5,6	5,5	4,8	4,7	5,4	5,5
	— 10 — 15.	9,5	16,8	4,6	4,4	5,5	2,9	5,0	5,4	5,5	2,6
	— 17 — 22.	11,2	18,4	5,8	4,8	4,5	2,7	6,2	7,5	4,5	2,9
	— 24 — 29.	12,8	21,2	5,5	4,6	4,5	2,6	5,5	6,5	4,5	2,5
MAI	Du 1 au 6.	7,2	24,4	4,2	4,5	2,9	1,9	4,4	5,0	5,4	1,5
	— 8 — 15.	11,0	29,2	5,2	4,5	5,5	2,6	4,7	6,7	5,7	2,9
	— 15 — 20.	11,6	51,5	5,0	7,7	5,6	5,6	4,9	9,9	5,5	5,6
	— 22 — 27.	12,9	59,9	5,5	17,2	3,5	6,9	5,4	14,5	5,5	5,7
	— 29 — 5.	12,8	55,2	5,9	10,4	5,7	5,6	»	»	»	»
JUIN	Du 5 au 11.	11,5	51,8	»	»	»	»	5,1	10,6	4,4	4,4
	— 15 — 18.	6,7	50,6	5,6	7,2	2,7	2,4	4,0	8,4	2,7	5,2
	— 20 — 25.	8,9	54,2	4,6	4,9	5,5	5,1	4,8	7,1	2,9	2,7
	— 27 — 2.	9,1	25,4	5,0	5,5	5,9	5,0	5,4	5,9	5,5	2,9

Lors du deuxième contact, la quantité de ces substances qui se trouve éliminée est beaucoup moins considérable.

Ils montrent, en outre, que l'épuration se poursuit généralement dans les échantillons de ces eaux épurées que l'on conserve en vase clos à l'étuve à 50°.

III. Dosage de l'azote ammoniacal et organique. — A. Ammo-

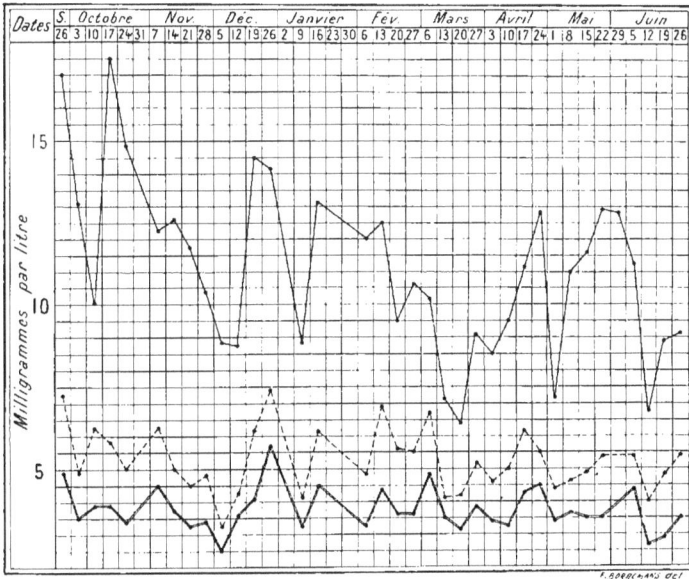

Graphique n° 8. — *Lits B : Oxygène absorbé en 5 minutes.*

Effluent des fosses septiques . . . . . . ———
— des lits de 1ᵉʳ contact. . . . .
— des lits de 2ᵉ contact . . . . . ═══

niaque libre ou saline. — La quantité d'ammoniaque que renferment les eaux à la sortie de nos fosses septiques est naturellement très variable suivant la qualité et la quantité des matières azotées rejetées par les égouts.

Nous l'avons dosée d'après les méthodes usuelles, soit directement, soit après distillation.

On sait que lorsque l'eau contient, (comme c'était notre cas pour l'eau brute ou sortant des fosses septiques) des matières colorantes, des aldéhydes, acétones, hydrates de carbone, etc., il est indispensable de ne faire la détermination que sur le produit distillé. Pour cela, on distille une certaine quantité d'eau en présence de magnésie en léger excès, on recueille l'ammoniaque dans une solution d'acide sulfurique titrée et on dose l'acide non saturé par une solution de soude correspondante. On en déduit la quantité d'ammoniaque. Lorsque cette quantité est faible, on la dose volumétriquement, comme nous le verrons plus loin, après avoir amené le distillat à un volume connu.

Le dosage direct est plus rapide et s'emploie toujours lorsque l'eau ne contient aucun des composés pouvant nuire à la détermination, ce dont on s'assure par un dosage comparatif après distillation.

La méthode colorimétrique est basée sur la coloration jaune orangée que donne le réactif de *Nessler* dans les eaux qui contiennent de l'ammoniaque. Si la quantité d'ammoniaque est trop grande, le réactif donne un précipité. Aussi, par des solutions convenables, doit-on se tenir toujours en deçà de ces quantités, et pour que la méthode soit plus rigoureuse, on ne fait agir le réactif que sur des eaux ou des dilutions contenant environ 2 milligrammes d'ammoniaque par litre.

Réactifs : 1° *Réactif de Nessler*. — On triture, dans un mortier en verre, 15gr,55 de bichlorure de mercure avec 37 grammes d'iodure de potassium, et on dissout le mélange dans 700 centimètres cubes d'eau distillée ajoutée peu à peu. Cette solution est additionnée de 500 centimètres cubes de lessive

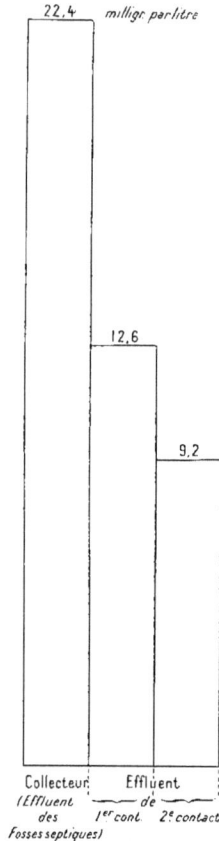

22,4   *milligr. par litre*

12,6

9,2

Collecteur.   Effluent
(Effluent   ————— *de*
des   1er cont.   2e contact
Fosses septiques)

Graphique n° 9.
Oxygène absorbé en 4 heures.
Moyennes annuelles.
Lits A et B.

de soude à 56° B°. On verse alors, en agitant après chaque
addition, une solution saturée de bichlorure de mercure jusqu'à ce que le précipité obtenu commence à ne plus se redis-
soudre. On laisse reposer et on décante. Ce réactif doit être
conservé dans des flacons jaunes, à l'abri de la lumière : il

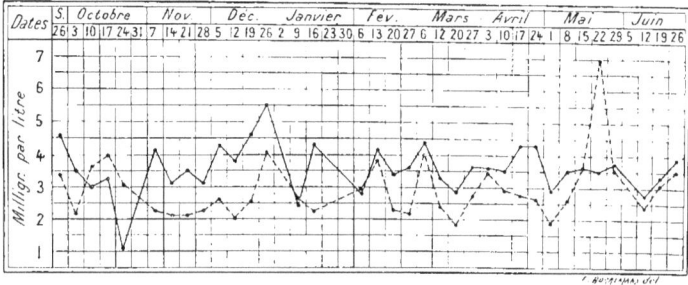

Graphique n° 10. — *Lits A : Oxyg ne absorbé en 5 minutes*, avant et après incubation.

sera comparé avec un réactif préparé antérieurement et donnant de bons résultats.

2° *Solution titrée d'ammoniaque*. — On dissout, dans 1 litre
d'eau distillée, 0ᵍʳ,5147 de chlorhydrate d'ammoniaque pur et

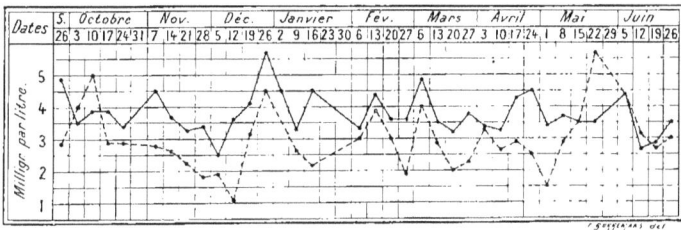

Graphique n° 11. — *Lits B : Oxygène absorbé en 5 minutes* avant et après incubation.

sec. 10 centimètres cubes de cette solution renferment 1 milligramme d'ammoniaque.

3° *Solution type d'ammoniaque*. — 20 centimètres cubes de la
solution précédente sont portés à 1 litre par addition d'eau
distillée. Cette solution contient 2 milligrammes d'ammoniaque par litre.

4° *Solution alcaline*. — On dissout 200 grammes de soude

caustique à l'alcool et 200 grammes de carbonate de soude pur dans 600 centimètres cubes d'eau distillée environ, dans une capsule en porcelaine. On porte à l'ébullition pour chasser l'ammoniaque, jusqu'à ce qu'on n'obtienne plus de

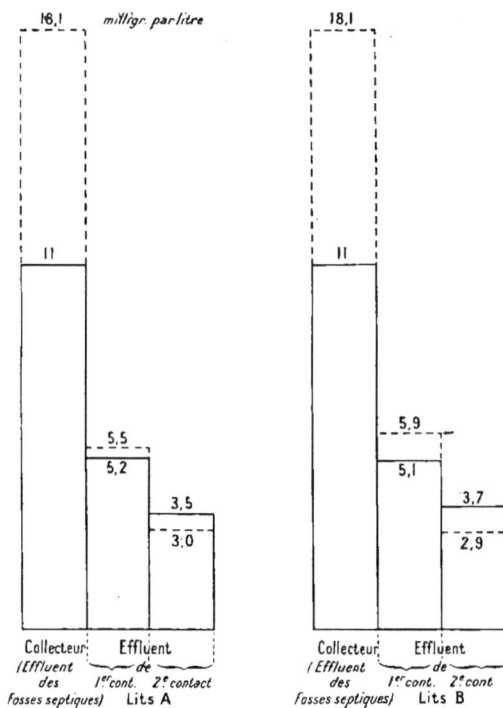

Graphique n° 12. — *Oxygène absorbé en 5 minutes.* Moyennes annuelles.
Avant incubation (trait plein) et après incubation (trait pointillé).

coloration par le réactif de *Nessler*. On laisse refroidir et on complète le volume à 1 litre.

Dosage colorimétrique. — On ajoute à 100 centimètres cubes d'eau 1 centimètre cube de solution alcaline pour précipiter les sels alcalino-terreux; on laisse déposer et on décante. On a ainsi, dans la plupart des cas, un liquide limpide et incolore. De ce liquide décanté, on prend une quantité convenable, c'est-à-dire une quantité qui, portée à 50 centimètres cubes, donnera par addition de 1 centimètre cube de réactif de Nessler une coloration d'une intensité analogue à celle que l'on obtiendra en ajoutant à 50 centimètres cubes de solution type d'ammoniaque 1 centimètre cube de ce réactif.

Après environ une heure, on compare au colorimètre les deux colorations obtenues et par une proportion on déduit la quantité d'ammoniaque par litre.

Pour une série d'analyses sur des échantillons variant dans des limites étroites, on détermine, une fois pour toutes, les dilutions convenables.

Les résultats sont donnés en ammoniaque.

Lorsque l'eau à analyser contient de l'hydrogène sulfuré, on a soin de le neutraliser par l'addition d'acétate de zinc ou de plomb, puis on ajoute la solution alcaline qui précipitera l'excès de réactif.

Résultats. — Le *tableau IV et les graphiques* n°s 13 et 14, résumant les moyennes générales de l'année, montrent que, le plus souvent, la quantité d'ammoniaque libre ou saline retenue pendant le premier contact est plus importante que celle retenue par le deuxième contact, et cependant nous verrons plus loin que la quantité de nitrates formés dans les lits de premier contact est toujours assez faible, comparativement avec celle des lits de deuxième contact.

Il n'y a donc aucune proportionnalité entre l'ammoniaque disparue et la quantité de nitrates formés. La raison de ce fait est que les lits bactériens, particulièrement ceux de premier contact, sont le siège de fermentations complexes qui dégagent une partie de l'azote à l'état gazeux. Les proportions d'azote qui disparaissent ainsi seront établies par des études ultérieures.

B. *Azote organique. Méthode d'analyse.* — Pour doser l'azote organique (qu'il ne faut pas confondre avec l'azote albuminoïde dont on évalue une partie par le procédé Wanklyn et Chapman), on fait un dosage de l'azote total par la méthode de Kjehldahl avec la modification apportée par Ulsch qui élimine l'azote nitreux et nitrique. Le résultat, dont on retranche l'azote ammoniacal dosé au préalable, donne l'*azote organique.*

On verse dans un ballon en verre d'Iéna de 700 centimètres.

Tableau IV.

Ammoniaque libre ou saline.

DATES		BASSIN COLLECTEUR (après fosse septique).	LITS BACTÉRIENS		LITS BACTÉRIENS	
			A1 1er CONTACT	A2 2e CONTACT	B1 1er CONTACT	B2 2e CONTACT
Août....	Du 1 au 6.	5,8	4,6	5,0	4,1	2,7
	— 8 — 13.	5,1	4,1	2,5	4,0	2,8
	— 16 — 20.	5,2	4,3	3,3	3,2	2,7
	— 22 — 27.	8,9	6,1	3,8	6,7	4,8
	— 29 — 3.	9,9	6,1	3,0	6,9	4,1
Septembre.	Du 5 au 10.	5,5	3,4	1,7	4,7	3,0
	— 12 — 17.	10,8	5,7	3,8	6,3	4,1
	— 19 — 24.	11,5	7,4	4,3	7,7	5,0
	— 26 — 1.	11,2	6,9	4,3	6,5	4,7
Octobre..	Du 3 au 8.	10,9	5,9	3,3	5,2	3,6
	— 10 — 15.	8,5	4,7	2,5	4,8	3,1
	— 17 — 22.	9,2	5,4	3,4	6,8	4,2
	— 24 — 29.	11,1	5,2	5,5	6,5	3,9
Novembre.	Du 31 au 5.	»	»	»	»	»
	— 7 — 12.	15,2	8,7	5,0	8,9	5,5
	— 14 — 19.	14,3	6,9	5,1	9,2	6,3
	— 21 — 26.	17,0	10,9	7,6	9 4	7,6
	— 28 — 3.	10,3	4,2	2,9	4,9	3,1
Décembre.	Du 5 au 10.	11,6	4,7	3,6	4,9	3,8
	— 12 — 17.	12,6	9,3	3,9	7,3	4,6
	— 19 — 24.	13,7	6,9	4,6	7,8	5,6
	— 26 — 31.	12,6	3,4	3,1	6,9	4,9
Janvier ..	Du 2 au 7.	»	»	»	»	»
	— 9 — 14.	11,5	6,2	4,1	5,8	3,8
	— 16 — 21.	10,3	5,7	3,9	5,1	3,7
	— 23 — 4.	»	»	»	»	»
Février ..	Du 6 au 11.	8,9	4,1	2,5	4,7	2,9
	— 13 — 18.	11,5	5,6	3,4	5,5	3,3
	— 20 — 25.	13,2	7,3	4,4	8,2	4,4
	— 27 — 4.	12,8	7,5	4,6	7,4	4,4
Mars....	Du 6 au 11.	12,3	8,6	5,3	8,3	5,2
	— 13 — 18.	8,5	5,5	2,7	4,3	2,7
	— 20 — 25.	7,4	4,3	2,2	4,5	2,3
	— 27 — 1.	9,1	4,9	2,6	5,4	2,7
Avril.....	Du 3 au 8.	12,6	6,6	3,4	5,9	2,6
	— 10 — 15.	12,4	6,5	2,5	6,5	2,5
	— 17 — 22.	»	»	»	»	»
	— 25 — 29.	»	»	»	»	»
Mai	Du 1 au 6.	11,0	4,5	1,8	4,9	1,9
	— 8 — 13.	15,8	6,4	2,7	6,9	5,2
	— 15 — 20.	12,7	6,1	2,7	6,8	3,1
	— 22 — 27.	11,8	6,1	3,5	4,8	2,7
	— 29 — 3.	12,5	6,0	5,0	»	»
Juin	Du 5 au 10.	11,6	5,7	2,9	»	»
	— 13 — 17.	7,8	3,6	1,3	3,4	3,3
	— 19 — 24.	7,4	3,7	1,3	3,5	1,2
	— 27 — 2.	12,8	5,9	3,2	5,2	3,0

Lits A

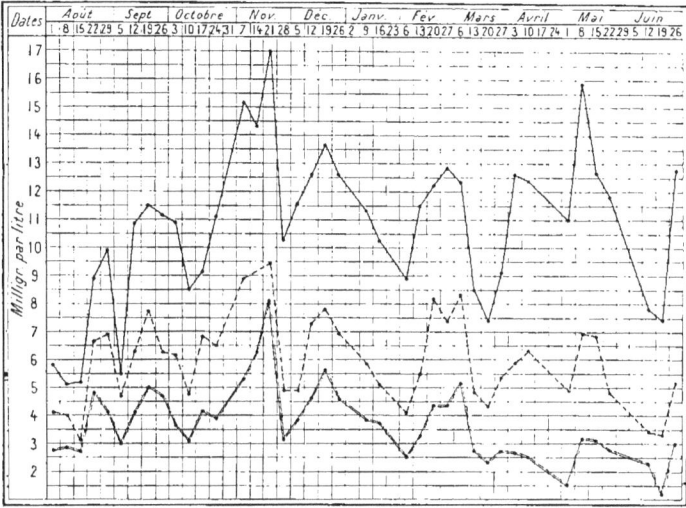

Lits B

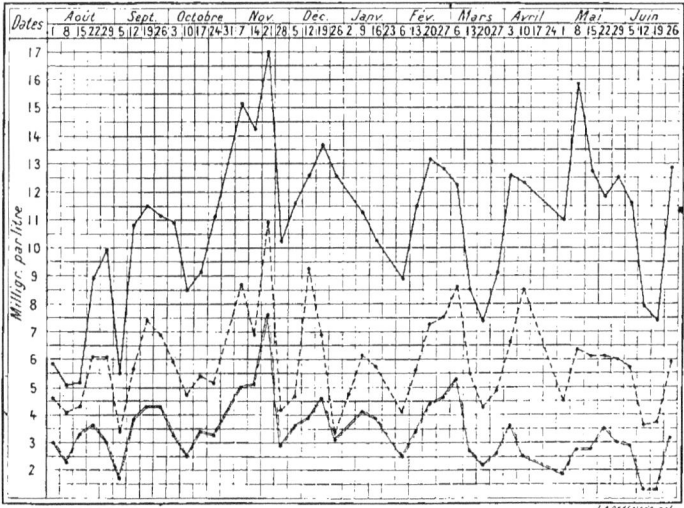

Graphique n° 15. — Ammoniaque libre ou saline.

Eau sortant des fosses septiques . . ————
Après le 1ᵉʳ contact . . . . --------
Après le 2ᵉ contact . . . . ══════

cubes de capacité, 250 centimètres cubes d'eau filtrée avec
5 centimètres cubes d'acide sulfurique pur à 1/5, environ
50 centigrammes de chlorure ferreux, et autant de bisulfite de
soude cristallisé, avec quelques morceaux de pierre ponce pour
régulariser l'ébullition. On évapore à feu nu jusqu'à réduction
à environ 50 centimètres cubes, et on laisse refroidir ; on ajoute
10 à 20 centimètres cubes d'acide sulfurique pur (suivant la
quantité de matières organiques contenues dans les eaux), et

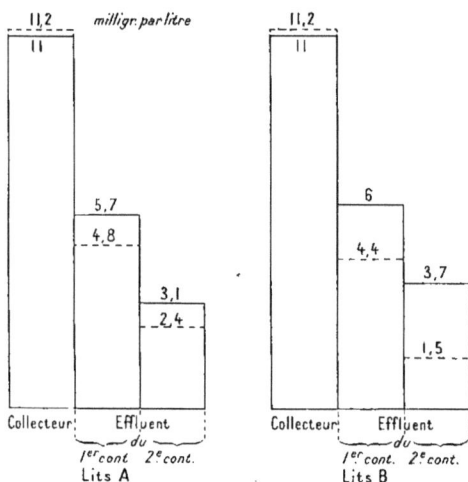

Graphique n° 11. — Ammoniaque libre ou saline (moyennes générales annuelles).

Avant incubation . . . .   ————
Après incubation . . . .   --------

on chauffe jusqu'à production de fumées blanches. On ajoute
alors 10 centigrammes d'oxyde noir de cuivre et, s'il y a beaucoup de matières organiques, 5 gouttes de solution de chlorure de platine à 1/10. On ferme le ballon avec une ampoule
de verre, et on chauffe jusqu'à coloration vert clair. Après
refroidissement, le liquide doit être incolore.

On ajoute alors environ 250 centimètres cubes d'eau distillée, puis 40 à 80 centimètres cubes de lessive de soude à
36 degrés Baumé, et on distille l'ammoniaque que l'on recueille
dans un vase contenant 10 centimètres cubes de solution

titrée d'acide sulfurique telle que ces 10 centimètres cubes soient saturés par 1 centigramme d'ammoniaque.

Lorsqu'on a distillé plus de la moitié, on titre l'acide en excès en prenant comme indicateur la teinture de cochenille. Le nombre de centimètres cubes d'acide qui a été combiné à l'ammoniaque, multiplié par 4, donne la quantité d'azote en ammoniaque par litre. Retranchant l'ammoniaque libre ou saline dosée d'autre part, on a l'azote organique exprimé en ammoniaque.

Résultats. — Les quantités d'azote organique contenues dans l'effluent des fosses septiques varient de $7^{mgr},9$ (minimum) à $24^{mgr},5$ (maximum). Après les lits de contact, ces quantités sont parfois notablement diminuées, mais il semble que c'est surtout la qualité de la matière azotée qui influe sur le taux d'élimination.

L'azote organique restant après le deuxième contact ne se détruit qu'avec de grandes difficultés : il doit être apparemment constitué par des substances très stables qui n'ont aucune tendance à la putréfaction, puisque le taux d'ammoniaque après l'incubation (7 jours à 36 degrés en vase clos), est toujours plus faible qu'avant sa mise à l'étuve. (*Tableau V et VI, graphiques* 15 et 16).

IV. Dosage des nitrites.

— Les eaux d'égout traitées par les lits bactériens ne renfermant en général que de très faibles quantités de nitrites. Nous avons eu recours pour leur dosage rapide aux méthodes colorimétriques dont la précision est loin d'égaler la méthode de Schlœsing modifiée par Müntz; mais qui nous permettaient d'obtenir des indications suffisamment comparables.

La méthode que nous avons choisie repose sur la coloration rouge-orange produite par les nitrites sur le chlorhydrate de métaphénylène-diamine en présence de l'acide sulfurique.

Réactifs : 1° Solution de chlorhydrate de métaphénylène-diamine à 1 pour 100. (Cette solution se colore très rapidement à la lumière, aussi doit-on la conserver dans des flacons jaunes et la décolorer soigneusement au noir animal au moment de l'emploi.)

2° Solution d'acide sulfurique pur au tiers en volume.

TABLEAU V.

Azote organique en ammoniaque.

DATES		BASSIN COLLECTEUR (après fosse septique).	LITS BACTÉRIENS		LITS BACTÉRIENS	
			A1 1ᵉʳ CONTACT	A2 2ᵉ CONTACT	B1 1ᵉʳ CONTACT	B2 2ᵉ CONTACT
Aout. . . .	Du 1 au 6.	13,0	10,2	7,8	9,7	7,7
	— 8 — 13.	13,6	9,7	8,0	9,5	6,4
	— 16 — 20.	18.0	13,3	9,0	12,5	9,2
	— 22 — 27.	12.1	7,9	7,1	9,2	6,9
	— 29 — 5.	16,8	10,6	9,1	10,4	9,5
Septembre .	Du 5 au 10.	15,4	13,0	11,4	11,5	8,2
	— 12 — 17.	12,6	9,9	5,7	9,7	6,4
	— 19 — 24.	11,5	10,5	7,4	9,9	7,7
	— 26 — 1.	14.3	11,4	8,1	10,4	7,6
Octobre . .	Du 3 au 8.	19,6	16,4	13,8	15,1	12,5
	— 10 — 15.	13,2	10,8	9,0	11,7	10,1
	— 17 — 22.	17,4	13,4	10,2	12,8	9.0
	— 24 — 29.	22,9	21,5	15,7	17,4	13,6
Novembre..	Du 31 au 5.	»	»	»	»	•
	— 7 — 12.	17,2	15,0	6,8	14.0	7,5
	— 14 — 19.	24,5	12,8	7,1	»	»
	— 21 — 26.	»	»	»	»	»
	— 28 — 3.	»	»	»	»	»
Décembre..	Du 5 au 10.	»	»	»	»	»
	— 12 — 17.	»	»	»	»	»
	— 19 — 24.	»	»	»	»	»
	— 26 — 31.	»	»	»	»	»
Janvier. . .	Du 2 au 7.	»	•	»	»	»
	— 9 — 14.	»	»	»	»	»
	— 16 — 21.	»	»	»	»	»
	— 23 — 4.	»	»	»	»	»
Février . .	Du 6 au 11.	»	»	»	»	»
	— 13 — 18.	»	•	»	»	»
	— 20 — 25.	»	»	»	»	»
	— 27 — 4.	»	»	»	»	»
Mars. . . .	Du 6 au 11.	11,0	10,2	7,3	9,0	7,2
	— 13 — 18.	12,7	10,5	6,6	»	»
	— 20 — 25.	10,5	9,5	6,1	»	»
	— 27 — 1.	12,6	10,7	8,5	»	»
Avril . . .	Du 5 au 8.	»	5,0	3,8	»	»
	— 10 — 15.	»	»	»	»	»
	— 17 — 22.	»	»	»	»	»
	— 23 — 29.	»	»	»	»	»
Mai	Du 1 au 6.	10,1	8,6	5,6	»	»
	— 8 — 13.	7,9	»	»	6,4	3,7
	— 13 — 20.	12,1	9,0	5,9	7,9	6,4
	— 22 — 27.	14,2	9,1	7,3	11,6	6,2
	— 29 — 3.	16,5	7,6	5,5	»	»

TABLEAU VI.

Ammoniaque libre ou saline après incubation.

DATES		BASSIN COLLECTEUR (après fosse septique).	LITS BACTÉRIENS		LITS BACTÉRIENS	
			A1 1" CONTACT	A2 2" CONTACT	B1 1" CONTACT	B2 2" CONTACT
SEPTEMBRE.	Du 5 au 10.	"	"	"	"	"
	— 12 — 17.	"	"	"	"	"
	— 19 — 24.	"	"	"	"	"
	— 26 — 1.	7,5	4,7	0,6	4,5	2,2
OCTOBRE . .	Du 3 au 8.	11,5	2,6	0	1,2	0,6
	— 10 — 15.	7,6	5,1	1,2	3,5	0,1
	— 17 — 22.	9,0	5,6	0	4,2	0,4
	— 24 — 29.	17,7	8,4	4,5	8,8	4,1
NOVEMBRE .	Du 31 au 5.	21,4	9,8	6,6	12,9	7,0
	— 7 — 12.	14,5	6,7	4,5	9,0	5,9
	— 14 — 19.	11,7	6,0	2,2	5,9	2,0
	— 21 — 26.	13,6	7,5	4,8	8,1	4,0
	— 28 — 5.	10,2	4,9	2,1	4,7	2,5
DÉCEMBRE..	Du 5 au 10.	12,5	5,4	3,9	4,5	3,4
	— 12 — 17.	12,1	5,6	2,3	5,6	3,2
	— 19 — 24.	15,9	8,9	5,0	9,0	5,5
	— 26 — 31.	16,7	8,5	4,8	8,5	5,5
JANVIER. . .	Du 2 au 7.	"	"	"	•	"
	— 9 — 14.	14,2	6,7	4,8	7,0	4,0
	— 16 — 21.	10,9	9,0	5,6	6,4	3,8
	— 23 — 28.	"	"	"	"	"
	— 30 — 4.	"	"	"	"	"
FÉVRIER. . .	Du 6 au 11.	14,4	5,4	3,0	6.0	4,4
	— 13 — 18.	16,6	8,4	5,1	10,5	5,3
	— 20 — 25.	11,6	5,6	5,6	6,1	2,4
	— 27 — 4.	14,7	9,0	5,7	8,8	4,0
MARS. . . .	Du 6 au 11.	15,6	8,6	4,2	8,5	4,0
	— 13 — 18.	9,1	4,9	2,6	5,2	2,5
	— 20 — 25.	9,6	5,1	1,8	6,0	2,0
	— 27 — 1.	13,0	7,3	2,5	7,5	3,1
AVRIL . . .	Du 3 au 8.	12,1	5,6	2,8	5,5	1,9
	— 10 — 15.	8,7	4,1	2,1	4,9	1,7
	— 17 — 22.	"	"	"	"	"
	— 25 — 29.	"	"	"	"	"
MAI.	Du 1 au 6.	12,7	6,5	2,5	7,9	2,0
	— 8 — 13.	10,0	4,0	2,1	5,5	2,1
	— 15 — 20.	8,6	5,2	1,8	7,6	3,5
	— 22 — 27.	12,5	7,5	3,8	6,8	3,5
	— 29 — 5.	9,5	6,2	5,9	"	"
JUIN.. . . .	Du 5 au 10.	14,0	6,6	2,9	"	"
	— 13 — 17.	9,2	5,4	1,1	5,4	1,2
	— 19 — 24.	6,5	2,9	1,4	5,3	1,1

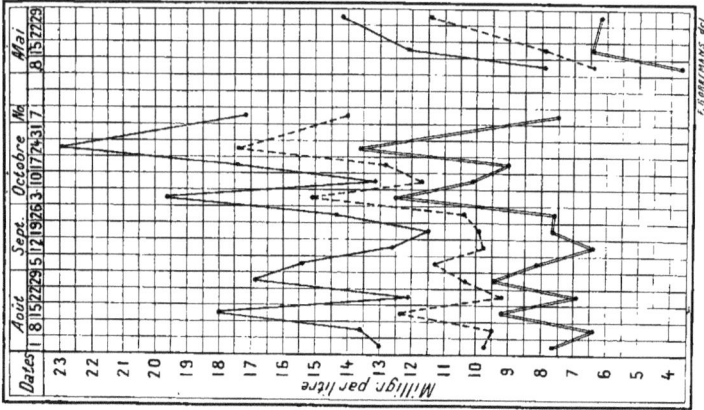

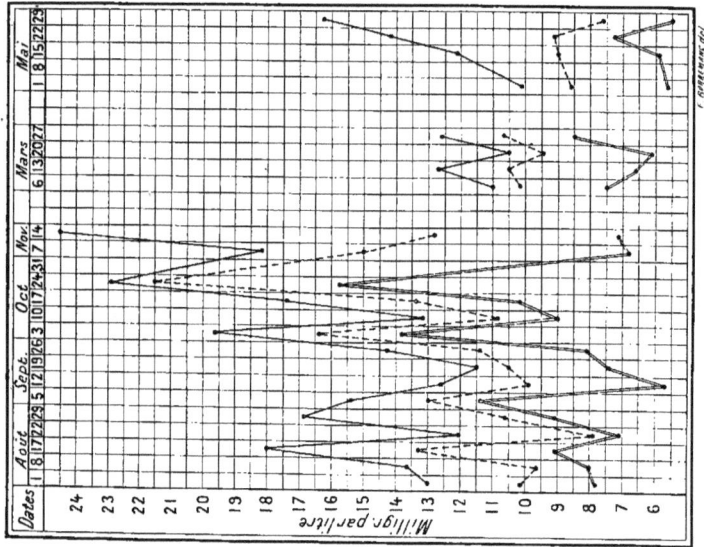

Graphique n° 15. — Ammoniaque organique.

Lits A

Effluent des fosses septiques ⸻
Effluent après le 1er contact ----

Lits B

Effluent après le 2e contact ⸻

3° Solution titrée de nitrite : on dissout dans 500 centimètres cubes d'eau distillée 0 gr. 406 de nitrite d'argent pur; on en précipite l'argent par un léger excès de chlorure de sodium pur et on porte à un litre. On laisse déposer et on décante. 10 centimètres cubes de cette solution renferment 1 milligramme d'Az^2O^3.

Dosage. — On commence par établir, comme pour le dosage

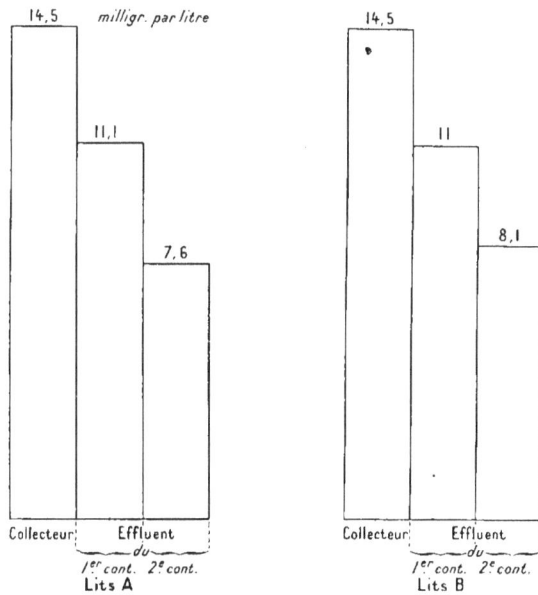

Graphique n° 16. — Ammoniaque organique (moyennes générales annuelles).

des nitrates, une échelle colorimétrique; mais comme la coloration n'est pas directement proportionnelle à la quantité de nitrite, on prépare d'abord avec la solution type des solutions contenant de 1 à 10 milligrammes d'Az^2O^3 par litre.

A 50 centimètres cubes de chacune de ces solutions on ajoute 1 centimètre cube de métaphénylène-diamine, 1 centimètre cube de solution d'acide sulfurique et on mélange. La coloration atteint son maximum au bout d'une heure. On garde ces solutions dans une série de tubes colorimétriques.

Dans des tubes semblables on traite les eaux à essayer par les mêmes réactifs et, après une heure, on compare les colorations obtenues avec celles de l'échelle colorimérique. Si ces colorations sont trop intenses pour être comparées, on opère de nouveau sur des dilutions plus étendues.

Pour plus de précision, on peut s'astreindre à n'employer que des dilutions capables de fournir des colorations très voisines de celle obtenue avec une solution type à 2 *milligrammes* d'Az^2O^3 par litre, et les comparer au colorimètre comme pour le dosage de l'ammoniaque par la méthode de Nessler.

Résultats. — Dans toutes nos analyses, la proportion de nitrites existant dans l'effluent des lits bactériens de premier ou de second contact était tellement faible que nous ne l'avons vue atteindre que très exceptionnellement de 1 à 5 milligrammes par litre. Nous avons donc trouvé superflu de dresser des courbes pour indiquer les variations de chiffres aussi faibles.

V. Dosage des nitrates. — La multiplicité des dosages que nous avions à effectuer quotidiennement nous a empêché d'employer, autrement qu'à titre exceptionnel, le procédé de *Schlœsing*. Nous avons dû adopter celui, très rapide et commode de *Grandval* et *Lajoux* qu'emploie le laboratoire du Comité consultatif d'hygiène de France. Il est basé sur la formation d'acide picrique par l'action de l'acide nitrique sur l'acide phénique en présence d'acide sulfurique. Par addition d'ammoniaque, on produit ensuite du picrate d'ammoniaque dont la coloration est assez intense.

En présence de quantités notables de matières organiques, la carbonisation partielle de celles-ci par l'acide sulfurique donne une coloration brune qui gêne la réaction. Mais cet inconvénient n'existe qu'avec les eaux brutes ou les effluents des fosses septiques qui ne contiennent, ainsi que nous l'avons déjà montré, que des doses très faibles de nitrates.

Les chlorures, lorsqu'ils sont assez abondants, peuvent aussi fausser les résultats. On évite cette erreur en les précipitant au préalable par un léger excès de sulfate d'argent.

Réactifs. — 1° Réactif sulfo-phénique. On dissout avec pré-

caution 15 grammes d'acide phénique neigeux dans 185 grammes d'acide sulfurique pur bouilli, en évitant l'élévation de
température.

2° Solution titrée de nitrate de potassium : on dissout
0 gr. 956 de ce sel dans un litre d'eau distillée. 10 centimètres cubes de cette solution contiennent 5 milligrammes
d'Az^2O^5.

3° Solution d'ammoniaque au tiers.

4° Solution de sulfate d'argent pur à 4.40 pour 100. 1 centimètre cube de cette solution précipite 0 gr. 01 de chlore.

Dosage. — Dans une petite capsule de porcelaine on mesure
10 centimètres cubes de la solution titrée de nitrate de potassium, on évapore au bain-marie et après dessiccation et refroidissement on ajoute 1 centimètre cube de réactif sulfophénique. On mélange bien exactement le résidu avec le réactif
et on ajoute 5 centimètres cubes d'eau distillée, puis 10 centimètres cubes d'ammoniaque au tiers. On verse le liquide jaune
ainsi obtenu dans une fiole jaugée de 500 centimètres cubes et
après avoir rincé à plusieurs reprises la capsule à l'eau distillée
on complète le volume à 500 centimètres cubes. On a ainsi une
solution type à 10 milligrammes d'Az^2O^5 par litre.

C'est cette solution qui va servir à établir une échelle colorimétrique.

Dans une série de dix tubes de même diamètre posés sur
un support, on mesure de 1 à 10 centimètres cubes de la solution type, puis on amène par addition d'eau distillée le volume
dans chaque tube à 50 centimètres cubes.

Pour doser les nitrates dans l'eau à analyser, on en mesure
10 centimètres cubes dans une capsule; on précipite les
chlorures (dosés au préalable) par un léger excès de sulfate
d'argent, et on évapore au bain-marie. Après dessiccation et
refroidissement, on ajoute le réactif sulfophénique, puis
l'ammoniaque comme ci-dessus, et on porte le volume de la
solution à 50 centimètres cubes.

On verse ces 50 centimètres cubes dans un tube semblable à
ceux de l'échelle colorimétrique et on compare la coloration
avec celle de cette échelle. On peut aussi faire la comparaison
au colorimètre.

Résultats. — Pendant les deux premières semaines après la

mise en fonctionnement de nos lits bactériens, en juillet 1904, l'effluent des lits de second contact et à plus forte raison celui des lits de premier contact, ne renfermaient pas de nitrates. Ceux-ci n'ont commencé à apparaître après le deuxième contact qu'à partir du 1er août et seulement en octobre dans l'effluent du premier contact.

La nitrification est dès lors devenue de plus en plus active, et nous avons pu suivre ses variations suivant la teneur de l'eau brute en matières organiques ou en ammoniaque et suivant les influences extérieures (saisons, pluies, neige, froid) pendant toute une année (*Tableau VII, graphiques* 17, 18, 19).

A partir d'octobre 1904, la teneur en nitrates des eaux épurées après le second contact s'est élevée progressivement de 4 à 24 milligrammes par litre jusqu'à la fin de décembre. Pendant les froids de janvier et février, le taux oscille entre 9 et 18. Il s'élève de nouveau en mars pour atteindre en juin le maximum que nous ayons obtenu : 44 milligrammes. A cette époque, l'effluent du premier contact accusait déjà 29 milligrammes de nitrates.

L'abaissement de la température de l'air ralentit nettement la nitrification, mais les températures les plus basses que nous ayons observées pendant l'hiver 1904-1905 (soit —8°, avec une moyenne de —0.6 du 16 au 23 janvier 1905) n'ont pas manifesté d'influence fâcheuse sur la marche des lits (*Graph.* 20 et 21).

Il est remarquable de constater d'ailleurs que la température à l'intérieur des lits est toujours beaucoup plus élevée que la température atmosphérique. C'est ainsi que, pendant la semaine la plus froide, du 16 au 23 janvier, le thermomètre extérieur marquant —0.6 en moyenne, la moyenne des températures enregistrées dans les lits de premier contact était de +8°4 et celle des lits de deuxième contact de +5°8.

On pouvait supposer, d'autre part, que les pluies influeraient défavorablement sur la marche de la nitrification puisqu'elles gênent la pénétration de l'air dans les scories pendant les périodes d'aération des lits (*Graph.* 22). L'expérience prouve qu'il n'en est rien : du 5 au 12 décembre par exemple, il est tombé 55 millimètres de pluies et la moyenne des nitrates

TABLEAU VII.

Nitrates en Az^2O^5.

DATES		BASSIN COLLECTEUR (après fosse septique).	LITS BACTÉRIENS		LITS BACTÉRIENS	
			A1 1er CONTACT	A2 2e CONTACT	B1 1er CONTACT	B2 2e CONTACT
Aout. . . .	Du 1 au 6.	0	0	4	0	5,5
	— 8 — 13.	0	tr.	4.6	tr.	6,5
	— 16 — 20.	0	tr.	4,5	tr.	5,5
	— 22 — 27.	0	tr.	5,8	tr.	5,5
	— 29 — 3.	0	tr.	5,0	tr.	4,5
Septembre.	Du 5 au 10.	0	2	7,0	tr.	5,5
	— 12 — 17.	0	tr.	4,4	1,1	4,1
	— 19 — 24.	0	tr.	4,1	tr.	2,5
	— 26 — 1.	0	2	8,6	1,5	7,6
Octobre . .	Du 5 au 8.	0,4	5,0	17.0	5,8	15,0
	— 10 — 15.	2,1	3,6	10,2	5,5	12,7
	— 17 — 22.	0,8	1,2	10,2	2,0	11,6
	— 24 — 29.	0	4,6	19,0	3,4	18,6
Novembre .	Du 31 au 5.	»	»	»	»	»
	— 7 — 12.	0,5	4,5	11,9	5,4	10,7
	— 14 — 19.	0,5	1,5	8,6	2,4	6,6
	— 21 — 26.	1,1	9,0	15,8	6,7	15,9
	— 28 — 3.	2,2	12,8	16,0	6,9	12.6
Décembre .	Du 5 au 10.	1,1	10,9	25,1	7,7	16,2
	— 12 — 17.	0,6	5,0	15,5	5,4	13,0
	— 19 — 24.	0,7	4,0	18,5	5,0	19,7
	— 26 — 31.	0,6	1,0	8,6	5,6	7,8
Janvier . .	Du 2 au 7.	»	»	»	»	»
	— 9 — 14.	tr.	5,5	12,5	7,0	16,5
	— 16 — 21.	tr.	4,2	15,4	5,1	15,5
	— 23 — 4.	»	»	»	»	»
Février . .	Du 6 au 11.	0,7	4,7	14,7	4,0	14,0
	— 13 — 18.	1,0	5,5	15,8	3,5	18,0
	— 20 — 25.	1,0	7,3	17,4	4,5	15,0
	— 27 — 4.	1,3	6,1	18,5	5,5	16,9
Mars. . . .	Du 6 au 11.	0,5	7,5	19,1	5,5	12,4
	— 13 — 18.	tr.	11,1	25,5	9,1	17,9
	— 20 — 25.	0,4	14,1	22,4	9,7	22,0
	— 27 — 1.	0,5	8,9	21,2	5,5	18,6
Avril . . .	Du 3 au 8.	1,7	10,6	25,0	11,5	27,5
	— 10 — 15.	1,4	10,7	25,8	5,4	20,5
	— 17 — 22.	1,5	15,0	25,0	6,5	18,6
	— 25 — 29.	0,5	9,9	22,5	5,6	17,1
Mai	Du 1 au 6.	1,1	9,4	27,0	4,5	20,0
	— 8 — 15.	0,8	4,0	18,2	7,9	20,0
	— 15 — 20.	1,5	4,6	17.6	2,4	16,0
	— 22 — 27.	1,8	2,5	10,0	3,7	11,0
	— 29 — 5.	1,1	5,0	8,7	»	»
Juin	Du 5 au 10.	1,4	»	»	9,2	52,0
	— 13 — 17.	0,8	28,6	44,5	11,8	20,9
	— 19 — 24.	0,8	7,7	21,9	7,6	22,4
	— 27 — 2.	0,7	6,2	25,2	11,9	29,1

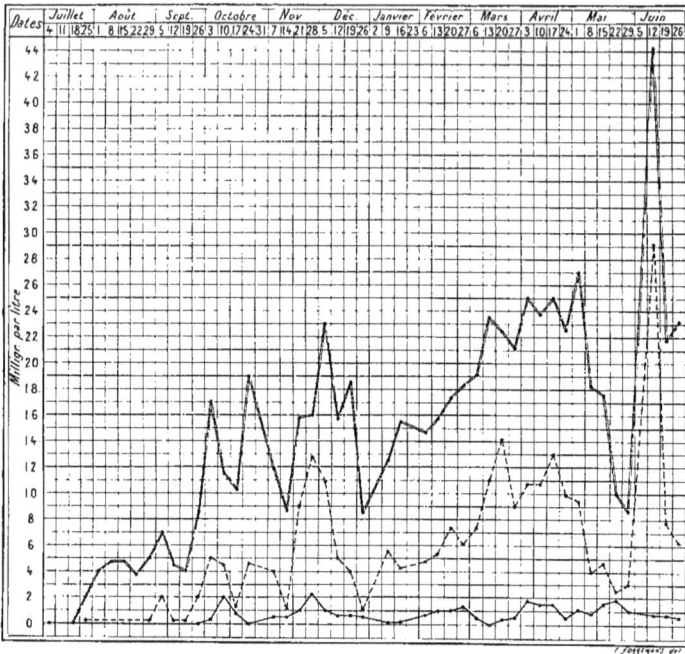

Lits A

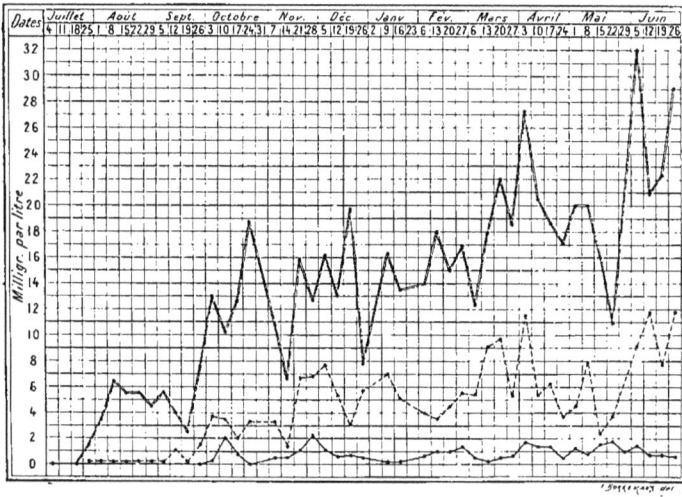

Lits B

Graphique n° 17. — Nitrates. — Effluent des fosses septiques ———
Effluent après le 1er contact ------   Effluent après le 2e contact ═══

formés a été de 23 milligrammes. Nous trouvons le même chiffre à peu près (23 milligr. 4) pour la semaine du 13 au 20 mars, pendant laquelle le pluviomètre enregistreur a accusé 44 millim. 5 d'eau.

D'une façon générale, nous constatons que la courbe générale des nitrates est à peu près celle de l'ammoniaque à nitrifier, tandis que, plus le taux de matières organiques s'élève, plus celui des nitrates formés est bas (*Graph.* 19).

La meilleure nitrification s'observe avec une, deux ou trois immersions des lits par 24 heures. Pendant le mois de mai 1905, nous avons immergé les lits 4 *fois par* 24 *heures* : nous constatons alors que le taux des nitrates allait s'abaissant. Voici du reste les moyennes relevées :

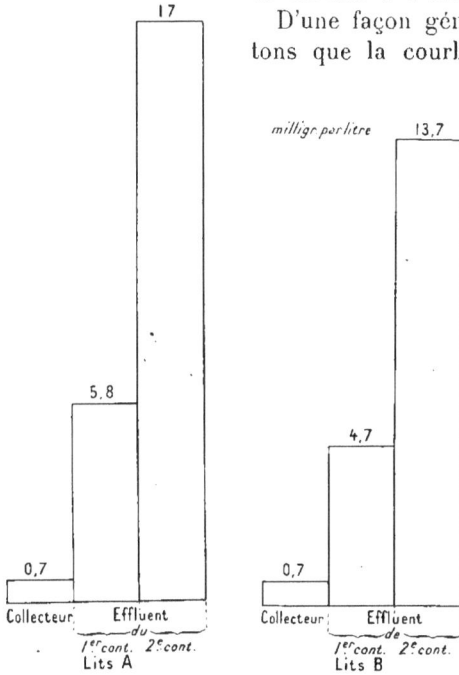

Graphique n° 18.
Nitrates (moyennes générales annuelles).

	NITRATES	
	1" contact.	2° contact.
Une immersion par 24 heures.	9^{mgr},4	27^{mgr}
Deux immersions par 24 heures. . . .	2^{mgr},5	10^{mgr}
Trois — —	4^{mgr},6	17^{mgr},6
Quatre — —	3^{mgr}	8^{mgr},7

Le repos prolongé des lits pendant plusieurs jours de suite exerce une influence favorable et permet de restituer à un lit surmené par un trop grand nombre d'immersions successives,

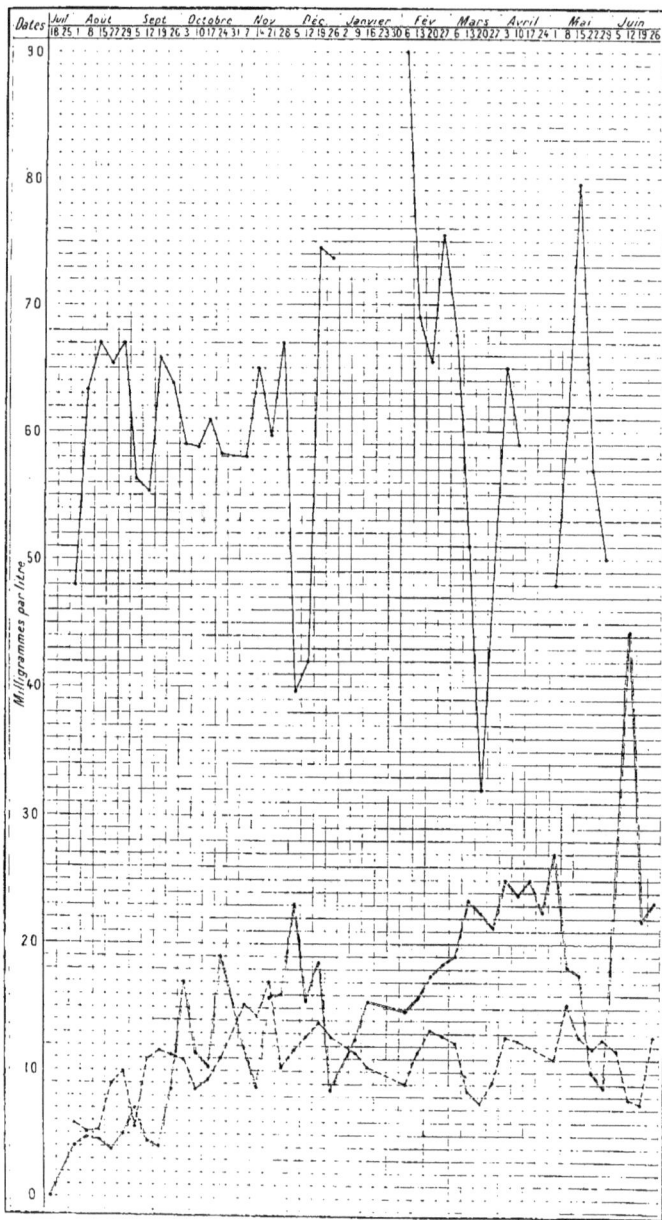

Graphique n° 19. — Influence de la proportion de matières organiques oxydables au permanganate et de la proportion d'ammoniaque libre ou saline sur la marche de la nitrification dans les lits bactériens. — Oxydabilité en solution acide dans l'effluent des fosses septiques ————
Nitrates dans l'effluent des lits A de 2e contact ———
Ammoniaque libre ou saline ----------

le pouvoir épurant qu'il avait perdu. Les taux de nitrification que nous avons relevés pour deux lits de premier et de second

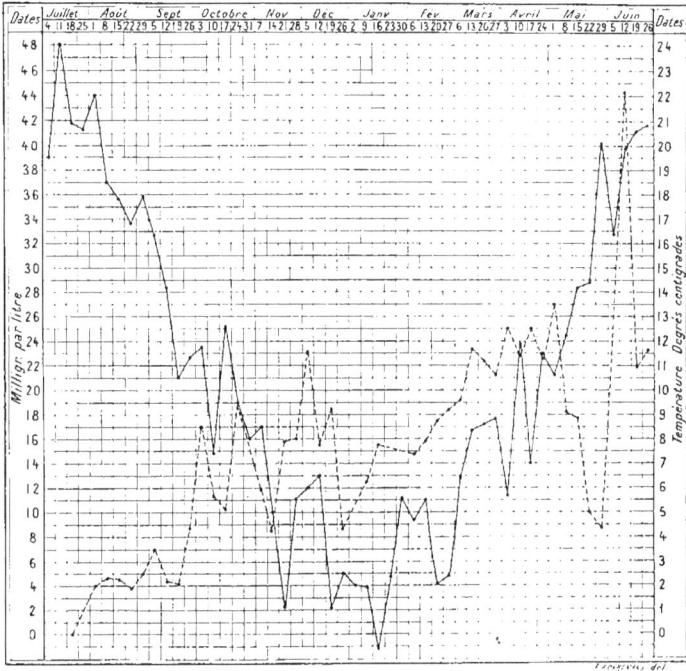

Graphique n° 20. — *Nitrates.* — Influence de la température extérieure sur la marche de la nitrification dans les lits bactériens.

Température. . . . .
Nitrates formés. . . . .

contact, *avant* et *après 8 jours consécutifs de repos*, ont été les suivants :

	NITRATES	
	1er contact.	2e contact.
Avant.	5mgr	8gr,7
Après 8 jours de repos.	86gr	108mgr
Avant.	5gr,7	11gr,0
Après 8 jours de repos	25mgr	85mgr

Il importe de signaler d'ailleurs que cette mise en liberté de nitrates a été toute passagère et que, déjà après quelques jours de remise en marche, à raison de deux ou trois immersions par jour, le taux était redevenu normal.

L'étude du processus de formation des nitrates dans les lits bactériens a retenu tout particulièrement notre attention

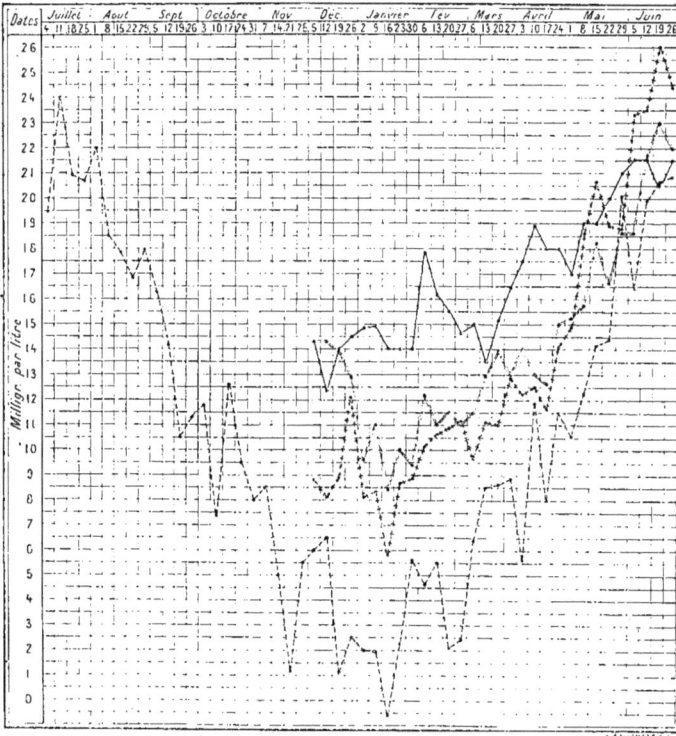

Graphique n° 21. — *Températures* enregistrées.

À l'extérieur. . . . .   Dans les lits de 1er contact. . . ═══════
Dans les fosses septiques . . . ──────   Dans les lits de 2e contact. . . . +++++++

et nous exposerons plus loin, dans un chapitre spécial, les résultats de nos recherches à ce sujet.

VI. Dosage du carbone organique. — Le procédé de dosage que nous avons employé pour la détermination du carbone organique dissous dans l'effluent de nos fosses septiques et

dans l'effluent de nos lits bactériens est celui de König. Il consiste en une véritable combustion humide des matières organiques en milieu acide, par le permanganate de potasse en excès. L'acide carbonique produit par cette combustion est fixé sur de la chaux sodée contenue dans des tubes en U que l'on pèse avant et après l'opération.

Méthode d'analyse. — Dans un ballon en verre d'Iéna de 700 centimètres cubes de capacité, on verse 250 centimètres cubes d'eau filtrée avec 10 centimètres cubes d'acide sulfurique diluée à 1,5. On relie ce ballon à un réfrigérant à reflux et on

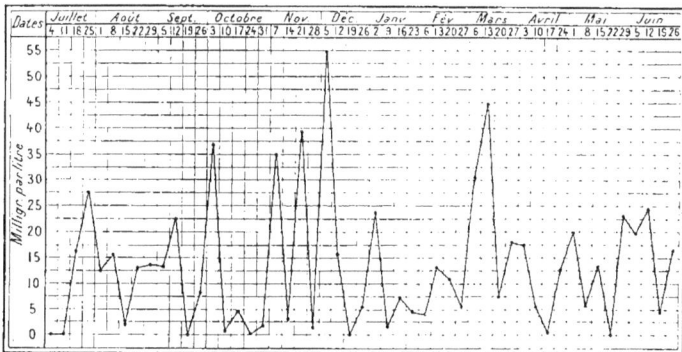

Graphique n° 22. — Moyennes des *Pluies* observées à Lille de juillet 1904 à juillet 1905.

porte à l'ébullition pendant une demi-heure pour chasser l'acide carbonique libre ou combiné. On laisse un peu refroidir et on met le réfrigérant en communication avec un tube de Péligot contenant de l'acide sulfurique pur, puis avec une série de tubes en U. Le premier de ces tubes contient du chlorure de calcium pour dessécher le gaz ; le deuxième et le troisième, munis de robinets, renferment de la chaux sodée qui retiendra l'acide carbonique dégagé par la combustion humide ; enfin un quatrième tube contient dans une branche de la chaux sodée et dans l'autre du chlorure de calcium : il sert de tube de sûreté.

On a pris, avant l'opération, la tare des tubes à chaux sodée.

On verse alors, par un entonnoir latéral, environ 2 grammes de sulfate mercurique et 2 grammes de permanganate de

potasse. On chauffe d'abord doucement pour produire un
dégagement lent d'acide carbonique, puis on porte à l'ébullition. Lorsqu'il n'y a plus de dégagement, on cesse de
chauffer.

On balaie tout l'appareil par un faible courant d'air qui a
passé dans un tube de chaux sodée pour le dépouiller de son
acide carbonique. Après quelques minutes on arrête l'opération et on pèse les tubes à chaux sodée tarés : l'augmentation de poids donne la quantité d'acide carbonique formé
aux dépens de la matière organique.

On peut exprimer les résultats en carbone ou, pour éviter
tout calcul, en acide carbonique.

Résultats. — Les moyennes de nos analyses, indiquées dans
le *tableau VIII* et dans le *graphique* (n° 25) ci-après, montrent

TABLEAU III.

Carbone organique en CO_2

DATES		BASSIN COLLECTEUR après fosse septique.	LITS BACTÉRIENS		LITS BACTÉRIENS	
			A1 1ᵉʳ CONTACT	A2 2ᵉ CONTACT	B1 1ᵉʳ CONTACT	B2 2ᵉ CONTACT
SEPTEMBRE.	Du 26 au 1.	86,0	»	»	68,0	48,0
NOVEMBRE .	Du 14 au 19.	104,0	55,0	40,0	»	»
DÉCEMBRE .	Du 12 au 17.	228,0	128,0	112,0	»	»
—	26 — 51.	180,0	»	»	48,0	55,0
AVRIL. . . .	Du 10 au 15.	96,0	76,0	40,0	»	»
MAI.	Du 1 au 6.	150,0	76,0	57,0	»	»
—	8 — 15.	100,0	»	»	80,0	40,0
—	15 — 20.	150,0	84,0	60,0	100,0	68,0
—	22 — 27.	89,0	64,0	28,0	48,0	56,0
—	29 — 5.	94,0	50,0	58,0	»	»
JUIN	Du 5 au 10.	166,0	»	»	118,0	72,0

que la proportion de carbone organique dissous diminue assez
rapidement après chaque contact.

VII. **Numération des germes de microbes.** — Nous avons
réservé pour des recherches ultérieures l'étude des différentes
espèces de germes microbiens anaérobies et des germes

aérobies autres que les ferments nitrificateurs, qui interviennent dans les phases successives de l'épuration biologique des eaux d'égout.

Nous nous bornons, pour le moment, à fournir des indications sommaires sur la numération des germes que renferment l'eau brute d'une part, et d'autre part les effluents de nos fosses septiques et de nos lits bactériens de premier et de second contact.

Voici les moyennes générales que nous avons relevées pendant les mois d'avril, mai et juin 1905 :

	Par cent. cube	
	Microbes aérobies cultivables en gélatine peptonée comptés le 5e jour à + 22°.	Microbes liquéfiant la gélatine.
Eau brute avant l'entrée aux fosses septiques.	135 820 000	5 290 000
Effluent de la fosse septique ouverte	61 800 000	5 550 000
Effluent de la fosse septique fermée.	66 600 000	1 920 000
Effluent des lits bactériens de 1er contact.	25 740 000	1 070 000
Effluent des lits bactériens de 2e contact.	16 580 000	960 000

Il est remarquable de constater que le nombre des germes cultivables en gélatine, encore considérable, au sortir des fosses septiques, s'abaisse très vite dans la traversée des lits de contact. Le colibacille, dans l'effluent final du deuxième contact, devient très rare. Les espèces les plus communément observées dans cet effluent sont : des *streptocoques*, des *staphylocoques*, le *b. subtilis*, le *b. megatherium*, le *proteus*, le *b. mycoïdes*, et le *b. fluorescens liquefaciens*.

La plupart de ces espèces, qui prédominent dans l'eau épurée, remplissent vraisemblablement un rôle dans la désintégration ou l'oxydation des produits dérivés des fermentations anaérobies en fosse septique.

Nous nous efforcerons de le préciser.

VIII. **Tassement des matériaux. Pertes de capacité des lits bactériens. Colmatage**. — Nous avons précédemment indiqué

qu'au début du fonctionnement de nos lits bactériens, le
volume occupé par les scories était d'environ les 2/5 de la
capacité volumétrique de chaque bassin, soit exactement
155 mètres cubes. Leur capacité utile était donc de 1/5, soit
69 mètres cubes, lorsqu'ils étaient entièrement immergés.

Il était intéressant de rechercher si, après une année de

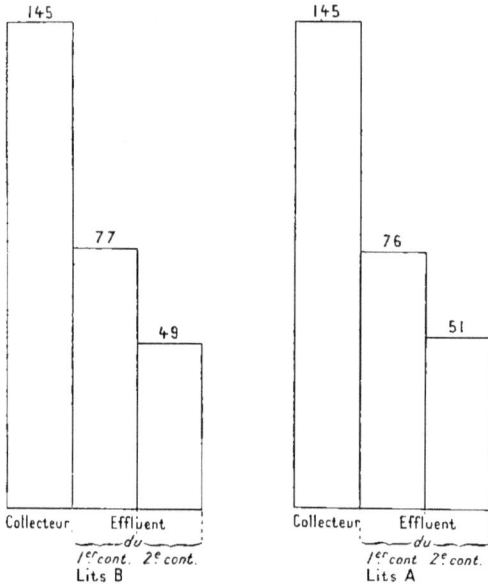

Graphique n° 25. — Carbone organique dissous (moyennes générales).

service, nous constaterions un tassement appréciable des scories et une perte de capacité des lits.

Nous avons donc jaugé exactement, à la date du 12 juillet 1905, chacun de nos lits de premier et de second contact,
et nous avons constaté que leur capacité utile était encore de
67mc,868.

Le tassement des scories a donc été presque nul. Quant au
colmatage des rigoles de distribution en surface, il est resté
jusqu'à présent si négligeable que nous n'avons pas éprouvé
le besoin de bécher les couches superficielles de scories ni

même de les remuer au rateau. Nous évitons, autant que possible, par des sarclages fréquents, de les laisser envahir par les herbes et nous maintenons ainsi leur perméabilité absolue.

Il est certain que, dans ces conditions, les mêmes scories fourniront pendant de nombreuses années une nitrification très active, et nous ne prévoyons pas qu'il soit utile de labourer ou de renouveler leurs couches superficielles avant cinq ou six ans au moins.

L'entretien des lits ne nécessite donc aucune dépense autre que la main-d'œuvre d'un surveillant qui ouvre et ferme les vannes suivant les périodes d'immersion ou d'aération assignées à chacun d'eux.

CHAPITRE VI

ÉTUDE DE LA NITRIFICATION SUR LES LITS BACTÉRIENS

Son mécanisme. — Travail symbiotique des ferments nitreux et nitrique [1].

La question de la nitrification présente un intérêt capital dans l'épuration des eaux résiduaires par les procédés biologiques. Ce sont, en effet, les microbes nitrificateurs qui ont pour mission d'achever, dans les lits bactériens d'épuration, la décomposition des matières azotées en transformant en nitrates les sels ammoniacaux produits par les autres espèces microbiennes. Il est donc particulièrement utile de connaître les propriétés physiologiques de ces microbes de la nitrification, afin d'en déduire les conditions favorables pour leur travail dans les lits bactériens.

Il n'est pas sans intérêt de rappeler d'abord les notions acquises jusqu'à ces temps derniers sur cette importante question. Pendant longtemps on a considéré la nitrification comme un phénomène catalytique résultant de la condensation et de l'oxydation de l'ammoniaque atmosphérique sous l'influence de certains corps poreux. Nous savons aujourd'hui, grâce aux recherches de Berthelot, Schlœsing et Muntz, que la nitrification est un phénomène biologique, résultant de l'activité vitale d'un microbe. En isolant ce microbe à l'état pur, Winogradsky a constaté en 1890 que la nitrification provient non pas d'un, mais de deux ferments distincts. Le premier, appelé ferment nitreux, oxyde les sels ammoniacaux

---

[1] Une partie de ces travaux effectués par MM. BOULLANGER et MASSOL à l'Institut Pasteur de Lille, a été publiée dans les *Annales de l'Institut Pasteur*, t. XVII et XVIII.

et donne des nitrites ; l'autre, appelé ferment nitrique, oxyde les nitrites et les transforme en nitrates. L'oxydation complète de l'ammoniaque se fait donc en deux étapes, et à chaque étape correspond un microbe différent.

En possession des microbes nitrificateurs purs, Winogradsky a pu étudier et faire connaître leurs principales propriétés physiologiques, dont quelques-unes sont très curieuses. Il a démontré que ces microbes ne poussent pas sur les milieux de culture organiques ordinairement usités en bactériologie. Il faut, surtout pour le ferment nitreux, utiliser pour leur isolement des gelées minérales, par exemple de la silice coagulée par l'addition de sels minéraux. Il a démontré, en outre, que ces microbes peuvent se développer abondamment dans les liquides privés de substances organiques, en prenant le carbone qui leur est nécessaire pour former leur substance, aux carbonates. Ils possèdent donc la faculté d'assimiler l'acide carbonique des carbonates. Nous savons aussi, par les expériences de Winogradsky et Omeliansky que les microbes nitrificateurs sont incapables d'attaquer les matières organiques azotées complexes pour les transformer en nitrites et nitrates et que ces matières doivent être, au préalable, amenées à l'état d'ammoniaque par d'autres microbes, pour subir l'action des ferments nitrificateurs.

Nous savons enfin que la présence de la plupart des corps organiques gêne très fortement le travail de ces ferments. Il suffit, pour gêner la marche du ferment nitreux, d'une très faible dose de peptone, d'asparagine, de glycérine ou d'urée. Le ferment nitrique est moins sensible aux matières organiques que le ferment nitreux, mais il présente une sensibilité extraordinaire vis-à-vis de l'ammoniaque : 5 milligrammes d'ammoniaque par litre gênent déjà sa marche, 150 milligrammes l'arrêtent complètement.

Winogradsky et Oméliansky se sont basés sur ces observations pour expliquer de la façon suivante les phénomènes de nitrification dans la nature : le ferment nitreux, gêné par les matières organiques complexes ne se développe et ne commence son action que lorsque la décomposition de ces matières par les autres microbes est déjà très avancée; le ferment nitrique, paralysé par l'ammoniaque, reste à l'état de repos pendant la phase nitreuse et il n'oxyde les nitrites que quand les dernières traces d'ammoniaque ont disparu.

Cette théorie est parfaitement d'accord avec les faits qu'on observe au laboratoire dans l'étude des ferments nitrificateurs, mais elle est en opposition avec beaucoup d'observations de la pratique. Quand on examine la nitrification naturelle dans les sols ou dans les lits bactériens d'épuration d'eaux résiduaires, on constate que le phénomène se traduit toujours par une formation de nitrates et que la production des nitrites est nulle et insignifiante. Dans les conditions de vie naturelle, les deux microbes agissent donc toujours en même temps et cette action commune est tellement parfaite qu'on ne trouve que peu ou pas le produit intermédiaire de l'oxydation : l'*acide nitreux*. En outre, la pratique a montré que, dans les sols comme dans les lits bactériens d'épuration, ce fonctionnement simultané des deux microbes se manifeste toujours aussi bien en présence de doses d'ammoniaque et de matières organiques parfois considérables.

Ces faits semblent mal s'accorder avec les notions établies par Winogradsky et Omeliansky sur les propriétés des microbes nitrificateurs, et il était utile d'élucider ces contradictions. En outre, beaucoup de points restaient encore obscurs, au point de vue de la culture des organismes, de leur résistance à la chaleur, de leur température *optima* de culture, de l'influence de la concentration saline sur leur travail, de l'action de la nature des sels qui nitrifient, etc. Les expériences qui suivent ont eu pour but de préciser ces divers points et de répondre à ces questions.

I. **Isolement des ferments nitrificateurs.** — Pour isoler les ferments nitrificateurs, il faut commencer par provoquer une nitrification active avec la terre ou les fragments de lits bactériens qui doivent servir de souche. Cette nitrification est quelquefois longue à se déclarer. La méthode suivante permet de hâter beaucoup le départ du phénomène. On remplit à moitié des fioles coniques d'Erlenmeyer de 250 centimètres cubes avec des scories cassées en petits morceaux. Pour les fermentations nitreuses, on ajoute alors 50 centimètres cubes du liquide de culture suivant, dont la composition est due à Omeliansky : *Sulfate d'ammoniaque, 2 grammes; chlorure de* *sodium*, 2 grammes ; *phosphate de potasse*, 1 gramme ; *sulfate de magnésie*, 50 centigrammes ; *sulfate ferreux*, 10 centigrammes ; *eau distillée*, 1000 grammes. Ce liquide vient baigner partiellement les fragments de scories. On stérilise, puis on ajoute environ 50 centigrammes *de carbonate de magnésie*, sous forme d'un lait stérile, et on ensemence avec quelques morceaux de scories prélevés sur les lits bactériens en activité. Pour le ferment nitrique, on opère exactement de la même manière, mais en employant comme liquide de culture la solution nitritée d'Omeliansky dont nous rappelons la composition : *nitrite de soude*, 1 gramme ; *carbonate de soude calciné*, 1 gramme ; *phosphate de potasse*, 50 centigrammes ; *chlorure de sodium*, 50 centigrammes ; *sulfate ferreux*, 10 centigrammes ; *sulfate de magnésie*, 50 centigrammes ; *eau distillée*, 1000 grammes. On stérilise et on ensemence comme précédemment. Dans ces conditions, surtout si on a soin d'agiter les fioles trois ou quatre fois par jour pour mouiller les scories qui sont hors du liquide, la nitrification se déclare rapidement et devient aussitôt très intense.

En possession de ce liquide en pleine nitrification, on procède à des passages et réensemencements successifs dans les milieux précédents, de manière à éliminer le plus possible les microbes étrangers, qui ne se développent pas dans ces milieux privés de matières organiques, et on obtient ainsi une culture purifiée qui sert à l'isolement.

Pour le *ferment nitreux*, on opère l'isolement sur silice gélatineuse. On prépare une solution de silice en versant lentement dans 125 centimètres cubes d'acide chlorhydrique à 15° Baumé un volume égal d'une solution à 8" Baumé de silicate de potasse ou de soude parfaitement pur et transparent. On place le mélange dans un dialyseur ordinaire, muni d'un parchemin bien étanche. La principale difficulté qu'on rencontre dans cette préparation est la coagulation prématurée de la silice, quelquefois dans le dialyseur, et plus souvent au moment de la stérilisation à 120°. Nous avons eu au début d'assez nombreux accidents de cette nature et nous avons dû modifier la technique pour les éviter. Les principaux facteurs qui influent sur le phénomène sont : la nature du parchemin, la qualité de l'eau employée pour la dialyse, la rapidité plus ou moins grande de cette dialyse et le choix du moment où on opère la stérilisation.

Le parchemin doit être bien étanche; en outre, quand on emploie du parchemin animal, il est nécessaire de plonger, au préalable, le dialyseur monté dans de l'acide chlorhydrique étendu et de laver ensuite à plusieurs reprises avec de l'eau distillée, pour éliminer les sels de chaux qui imprègnent souvent le parchemin animal et occasionnent des coagulations prématurées. On dialyse alors dans l'eau du robinet, si cette eau n'est pas chargée en sels; mais si l'eau est calcaire, il est préférable de dialyser à l'eau distillée. La vitesse de la dialyse influe beaucoup sur la stabilité du produit. L'acide chlorhydrique dialyse plus vite que le chlorure de potassium formé, et il importe de ne pas enlever trop rapidement cet excès d'acide chlorhydrique qui empêche au début l'action nuisible de la grande quantité de chlorure présent dans le liquide. Il faut donc avoir soin de retarder au commencement la dialyse de l'acide chlorhydrique en soumettant le dialyseur à un courant d'eau très lent, pendant les vingt premières heures. Quand la proportion de chlorure de potassium est devenue faible, on doit augmenter la vitesse du courant d'eau pour ne pas prolonger trop longtemps la dialyse. Enfin, il faut bien choisir le moment propice pour la stérilisation. La meilleure méthode pour réussir consiste à procéder à des essais de stérilisation à intervalles réguliers. Si on stérilise trop tôt, la petite quantité de sels encore présents détermine la coagulation à l'autoclave; si on stérilise trop tard, on prolonge trop longtemps la dialyse de ce produit instable et on risque d'avoir des échecs. Pour éviter cet inconvénient, il suffit de prélever toutes les trois heures, après quarante-huit heures, 5 centimètres cubes de la solution silicique et de la stériliser dix minutes à 120°. On constate ainsi généralement qu'après quarante-huit heures, le produit ne supporte pas encore la stérilisation, tandis qu'au bout de cinquante-deux à cinquante-six heures, la coagulation n'est plus à craindre. Dès que ce point est atteint, on répartit le liquide dans des tubes, et on les stérilise à l'autoclave pendant dix minutes. On obtient ainsi une solution silicique stérile et parfaitement limpide.

Pour isoler le ferment nitreux sur cette silice, on commence

par faire tomber dans un tube 10 centimètres cubes de solution silicique stérilisée, une gouttelette de la culture purifiée
de ferment nitreux ; puis on ajoute, à l'aide de pipettes jaugées
stériles, les solutions salines stérilisées suivantes : $0^{cc}.5$ de
sulfate d'ammoniaque à 4 %; $0^{cc}.5$ d'une solution contenant
pour 100 centimètres cubes d'eau distillée 4 grammes de
chlorure de sodium, 2 grammes de phosphate de potasse et
1 gramme de sulfate de magnésie ; $0^{cc}.5$ d'une solution de sulfate ferreux à 0,8 pour 100 ; enfin, 1 centimètre cube d'un lait
à 10 pour 100 de carbonate de magnésie très léger et bien ta-
misé. On agite très fortement et on verse dans des boîtes de
Pétri flambées. L'addition de sels provoque la coagulation de
la silice ensemencée en trente minutes environ. Les plaques
laiteuses ainsi obtenues sont placées sur un banc de verre dans
un cristallisoir à recouvrement flambé, contenant un peu d'eau
stérile, pour éviter la dessiccation de la silice, et mis à l'étuve
à 30°. Au bout de trois à cinq jours, la réaction nitreuse apparaît et au bout de huit à dix jours, l'ammoniaque a disparu.
Pour obtenir des colonies plus grosses, on découpe sur deux
côtés opposés de la plaque un petit segment et on ajoute,
dans l'espace ainsi laissé libre, de temps en temps une goutte
ou deux de la solution ammoniacale stérile. L'oxydation de
l'ammoniaque se poursuit très énergiquement au voisinage de
ces deux points et bientôt la plaque laiteuse devient transpa-
rente par suite de la décomposition du carbonate de magnésie
par l'acide nitreux formé. On voit alors nettement les colonies
de ferments nitreux sous l'aspect de petits points incolores ;
parfois, elles atteignent des dimensions assez considérables
pour qu'on puisse les piquer directement avec un fil de verre
stérile qu'on casse dans un matras contenant le milieu minéral
ammoniacal indiqué plus haut. Si les colonies sont trop
petites, on se sert du microscope pour leur réinoculation. Dès
que le milieu ensemencé avec la colonie donne la réaction
nitreuse, on contrôle la culture au microscope pour s'assurer
qu'elle est bien homogène et on l'ensemence dans du bouillon
de viande. Le ferment nitreux étant incapable de se développer
dans ce milieu, les tubes de bouillon mis à l'étuve doivent
rester stériles. Il est bon de faire un grand nombre de réino-
culations de colonies nitreuses, car il arrive fréquemment,

malgré toutes les précautions prises, qu'un certain nombre de cultures sont impures.

L'isolement du ferment nitrique est plus facile; on l'effectue sur une gélose nitritée dont la composition est la suivante : nitrite de soude, 2 grammes; carbonate de soude calciné, 1 gramme; phosphate de potasse, traces; gélose, 15 grammes; eau ordinaire 1000 grammes. On ensemence ce milieu rendu liquide par chauffage à 45° avec une culture purifiée de ferment nitrique, et on fait couler le milieu ensemencé dans les boîtes de Pétri flambées, où il fait prise. Au bout de quelques jours, la réaction des nitrites fait place à celle des nitrates. Les colonies sont toujours très petites; on les repique sous le microscope en se servant d'un fil de verre dont on casse la pointe dans un matras contenant le milieu minéral nitrité indiqué plus haut. Dès que la réaction des nitrites a disparu, on contrôle au microscope l'homogénéité de la culture et on l'ensemence dans du bouillon. Comme pour le ferment nitreux, les tubes de bouillon mis à l'étuve doivent rester stériles.

En observant toutes ces précautions, ces méthodes précises d'isolement permettent d'arriver sûrement à obtenir à l'état pur les microbes de la nitrification et d'en étudier les propriétés. Nous avons ainsi isolé deux ferments nitreux purs, l'un provenant d'une terre de *Java*, l'autre d'un *lit bactérien* en activité, et deux ferments nitriques purs, l'un d'une *terre de bruyère* et l'autre d'un *lit bactérien*.

II. **Biologie des ferments nitrificateurs.** — Les deux ferments nitreux que nous avons étudiés se ressemblent beaucoup au point de vue morphologique; ce sont de belles bactéries ovales, ciliées, se présentant le plus souvent sous formes zoogléiques englobées dans les masses de carbonate de magnésie. Le ferment de lit bactérien nous a semblé cependant plus petit; il est également moins actif. Les deux ferments nitriques ne présentent pas non plus de différences de structure; ce sont bien les bactéries très petites, décrites par Winogradsky, formant sous le microscope des amas plus ou moins denses.

La grande fragilité de ces ferments nitrificateurs, déjà signalée par Winogradsky et Oméliansky, rend les expériences assez délicates. On a parfois des irrégularités inexplicables dans le développement des microbes, principalement pour le ferment nitreux, et la période appelée par Winogradsky période d'incubation, qui s'écoule entre l'ensemencement et l'apparition de la réaction nitreuse, varie dans des limites assez considérables. Aussi est-il nécessaire d'apporter le plus grand soin au choix de la semence, et d'employer toujours, pour les ensemencements d'une même expérience, des doses égales d'une même culture, rendue aussi homogène que possible. Nous avons employé ordinairement, pour le ferment nitreux, dans les essais qui vont suivre, $0^{cc},5$ de semence par 20 centimètres cubes de milieu de culture. Cette dose assez forte a l'avantage de réduire la durée de la période d'incubation et de rendre exceptionnelles les irrégularités dans le développement des microbes et dans la durée de la nitrification. Ces irrégularités n'existent pas avec le ferment nitrique, et 5 gouttes d'une semence jeune suffisent par assurer des nitrifications régulières et tout à fait comparables.

Pour apprécier la marche de la nitrification, nous avons recherché l'ammoniaque au moyen du réactif de Nessler, les nitrites avec le réactif de Trommsdorff (iod-amylique), les nitrates avec le sulfate de diphénylamine. Il importe toutefois de remarquer que les nitrites donnent avec ce dernier réactif la coloration bleue comme les nitrates, et quand on veut rechercher les nitrates dans les solutions nitritées, il est nécessaire de détruire au préalable les nitrites par ébullition, avec un peu de sulfate de protoxyde de fer, qui les décompose en dégageant du bioxyde d'azote. On fait alors agir le sulfate de diphénylamine.

Nous passons maintenant aux diverses expériences entreprises sur les ferments nitrificateurs.

Résistance à la chaleur. — Nous avons recherché quelle était l'action de la chaleur sur ces organismes. Pour éviter une trop longue période d'incubation de la culture après chauffage, il faut ensemencer assez fortement. Pour cela, nous avons enfermé les microbes dans de longs tubes très fins, plusieurs fois contournés en S, et renfermant 1 centimètre cube de culture. Ces tubes ont été plongés, pendant un temps rigoureusement déterminé, dans un grand bain-marie contenant

12 litres d'eau à la température voulue. Après chauffage, on a refroidi brusquement et ensemencé la culture dans 25 centimètres cubes de milieu ammoniacal ou nitrité, suivant la nature du microbe, et les cultures qui, après deux mois de séjour à l'étuve à 30°, n'ont donné aucune trace de nitrification ont été considérées comme mortes. Voici nos résultats :

Températures.	Durée du chauffage.	Ferments nitreux.	Ferments nitriques.
35°	5 minutes.	+	+
40°	—	–	+
45°	—	O	+
50°	—	O	+
55°	—	O	O
60°	—	O	O

+, développement; O, mort.

On voit donc que nos deux ferments nitreux sont très sensibles à l'action de la chaleur, puisqu'ils meurent après cinq minutes à 45°. Les deux ferments nitriques sont plus résistants et ne sont détruits qu'aux environs de 55°.

Températures optima de culture. — Pour nous rendre compte de la température la plus favorable pour le développement de ces organismes, nous avons procédé à une série de cultures aux températures de 20°, 30°, 37° et 45°.

20 centimètres cubes de solution ammoniacale ou nitritée ont été ensemencés avec les ferments nitreux de Java et de Lit bactérien, et avec les ferments nitriques de Lit bactérien et de Bruyère. Le tableau suivant indique la durée de la nitrification aux diverses températures :

Températures.	FERMENTS NITREUX		FERMENTS NITRIQUES	
	Java.	Lit bactérien.	Bruyère.	Lit bactérien.
20°	57 jours.	40 jours.	20 jours.	27 jours.
30°	24 —	25 —	11 —	11 —
37°	20 —	24 —	8 —	8 —
45°		Pas de nitrification.		

La température la plus favorable paraît donc être celle de 37° pour les ferments nitreux comme pour les ferments nitriques. A 20° l'action est beaucoup plus lente; elle est nulle à 45°.

Influence des divers supports. — Nous avons déjà signalé, à

propos de l'isolement des microbes, l'influence favorisante
des scories sur la nitrification. Pour étudier cette action sur
le ferment nitreux, nous avons placé dans nos fioles coniques
d'un litre, 400 centimètres cubes de solution minérale d'Oméliansky sans ammoniaque. Certains flacons ont alors été
remplis à moitié avec des scories, d'autres n'ont reçu aucune
addition. Après stérilisation, on a ajouté l'ammoniaque sous
forme d'une solution de sulfate d'ammoniaque à 10 pour 100.
Cette précaution est nécessaire pour ne pas avoir de déperdi-
tion d'ammoniaque pendant le chauffage à l'autoclave. Le
liquide arrivait environ à mi-hauteur de la couche de scories
dans les flacons. On a ensemencé les deux ferments nitreux
Java et Lit bactérien ; de temps à autre on agitait les matras
pour mouiller les scories situées hors du liquide. Voici les
résultats obtenus :

	Ferment nitreux.	Durée de la nitrification.
Java . . . {	Sans scories (milieu liquide). . .	29 jours
	Avec scories.	20 —
Lit {	Sans scories (milieu liquide). . .	47 —
bactérien. {	Avec scories.	57 —

On voit que la présence des scories réduit environ d'un tiers
la durée du phénomène.

En présence de ces résultats, nous avons étudié l'influence
de divers supports sur les ferments nitreux et nitriques. Le
mode opératoire a été le même que précédemment, mais nous
n'avons employé cette fois que 50 centimètres cubes de liquide
ammoniacal ou nitrité. Nos essais ont porté sur les scories,
la porcelaine poreuse, la ponce, la brique et le sable. Voici
nos résultats :

	DURÉE DE LA NITRIFICATION	
Supports.	Ferment nitreux. Java.	Ferment nitrique. Bruyère.
Scories	18 jours.	8 jours.
Porcelaine poreuse. . . .	22 —	15 —
Ponce.	25 —	15 —
Brique	28 —	15 —
Sable	54 —	12 —
Témoin (sans support). .	28 —	12 —

Nous voyons que les scories constituent, pour le ferment

nitreux comme pour le ferment nitrique, le support le plus favorable. Le ferment nitreux est particulièrement aidé par la présence de certaines substances telles que la porcelaine poreuse et la ponce. Le fait d'exposer le liquide nitrifiable au contact de l'air sous la très large surface offerte par les aspérités des scories et de la ponce augmente l'activité du ferment nitreux et la vitesse de la nitrification. Le ferment nitrique est moins sensible à ces influences ; à part les scories dont l'action est indiscutable, les autres substances paraissent indifférentes, sinon nuisibles. Il faut remarquer également que le sable paraît peu favorable à la fermentation nitreuse; nous avons pu à plusieurs reprises nous convaincre que les matras contenant du sable nitrifiaient moins vite l'ammoniaque que les autres matras.

Un excellent procédé de culture pour le ferment nitreux consiste à le cultiver sur scories en tonneaux roulants, comme on cultive le ferment acétique sur les copeaux dans les acétificateurs rotatifs du procédé luxembourgeois pour la fabrication du vinaigre. On remplit complètement de scories de petits tonneaux en verre d'environ deux litres; on ajoute une certaine proportion de milieu à nitrifier (proportion qui doit au plus atteindre le tiers de la capacité du fût), on stérilise et on ensemence. On fait alors passer par la tubulure centrale un courant d'air stérile très lent, et toutes les trois ou six heures on procède à une révolution du tonneau pour imbiber les scories et activer le phénomène. Dans ces *nitrificateurs rotatifs*, le phénomène est très rapide, et, en ajoutant progressivement de nouvelles doses d'ammoniaque au fur et à mesure de sa disparition, on arrive à nitrifier des quantités considérables. Voici, par exemple, le résultat d'une expérience de cette nature :

	Durée de la nitrification.	Nitrite formé.
Milieu liquide.	54 jours.	7gr,8 par litre.
Tonneau roulant avec scories. .	54 —	10gr,9 —

Nous voyons qu'on peut obtenir par ce mode de culture une production de nitrites déjà assez élevée. Nous allons retrouver ces faits en étudiant l'influence de la concentration saline sur les microbes.

III. **Influence de la concentration saline sur les ferments nitrificateurs.** — Il est particulièrement intéressant, pour l'étude des fonctions physiologiques des ferments nitrificateurs, de connaître l'influence de la proportion de sel oxydable (sulfate d'ammoniaque ou nitrite de soude) sur la marche de la nitrification, et l'action du produit oxydé (nitrite ou nitrate), formé par les microbes.

Dans ce but, nous avons cherché à résoudre les questions suivantes :

1° Quelle est l'action de la concentration du milieu en sulfate d'ammoniaque sur la fermentation nitreuse, et en nitrite de soude sur la fermentation nitrique?

2° Quelle est l'influence du nitrite de soude formé sur le ferment nitreux, et du nitrate de soude sur le ferment nitrique?

3° Les nitrates produits par le ferment nitrique exercent-ils une action sur la marche du ferment nitreux?

Méthodes de dosage. — Pour faire ces expériences, il est nécessaire d'avoir une méthode de dosage très précise des nitrites, des nitrates et de ces deux sels réunis. Les procédés colorimétriques ne sont pas susceptibles d'une assez grande exactitude. Nous devons à l'extrême obligeance de *M. Muntz* une méthode très élégante de dosage, qui permet d'apprécier avec une grande exactitude des quantités très petites de nitrites ou de nitrates, ou des mélanges de ces deux sels. Comme cette méthode de *M. Muntz* n'a pas été publiée, nous en donnerons la description ici, car elle est susceptible de rendre de très grands services à ceux qui s'occupent de nitrification.

Les dosages se font d'après le principe de la méthode de *Schlœsing*, qui consiste à transformer les nitrates en bioxyde d'azote qu'on recueille et qu'on mesure sur le mercure. Pour doser les nitrites, on se base sur ce fait que ces sels, chauffés avec du sulfate ferreux, se décomposent intégralement en donnant du bioxyde d'azote. Dans ces conditions, les nitrates ne sont pas attaqués. Si on additionne alors le liquide d'acide chlorhydrique quand les nitrites sont détruits, les nitrates sont décomposés à leur tour, et tout l'azote qu'ils contiennent se dégage à l'état de bioxyde d'azote. Il suffit donc, en pratique, d'introduire d'abord, dans le ballon, du sulfate ferreux

au contact de la liqueur dans laquelle on veut doser les
nitrites; on chauffe, et on recueille le bioxyde d'azote dans
une première cloche. Cette réaction s'achève très rapidement.
Quand le dégagement de gaz a cessé, on change la cloche et
on fait arriver de l'acide chlorhydrique au contact du liquide.
Les nitrates sont décomposés à leur tour, et on recueille le
bioxyde d'azote dans une deuxième cloche. On obtient ainsi
séparément, mais dans une même opération, le bioxyde

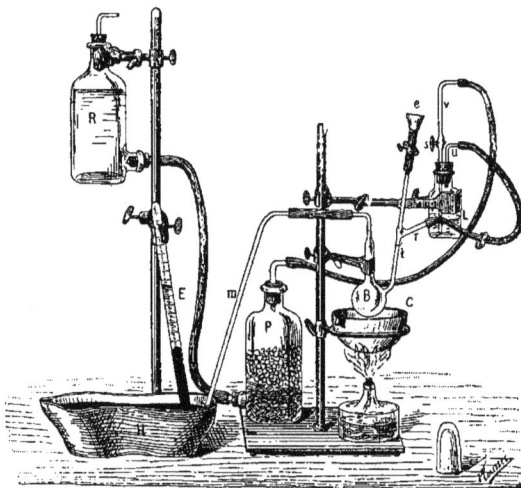

Fig. 6. — Appareil de Müntz pour le dosage des nitrates.

d'azote correspondant aux nitrites et aux nitrates, et on déduit
la proportion de ces sels présente dans la liqueur.

L'appareil qui sert pour ces dosages est l'appareil de
Schlœsing légèrement modifié, et se trouve représenté
ci-dessus (fig. 6) :

Le petit ballon B dans lequel s'effectuent les réactions contient seulement environ 50 à 55 centimètres cubes. La tubulure supérieure sert au dégagement des gaz et est reliée au
tube abducteur qui s'ouvre sous la cuve à mercure. Au centre
du ballon se trouve une deuxième tubulure, qui porte un tube
vertical assez fin. Ce tube se bifurque bientôt en donnant deux
branches; l'une est reliée par un fort caoutchouc muni d'une

pince à un très petit entonnoir qui sert à l'introduction des liquides; l'autre est reliée à un appareil continu RP, producteur d'acide carbonique. Le chauffage s'opère en plongeant le petit ballon dans un bain de paraffine ou d'alliage de Wood maintenu à la température voulue par une lampe à alcool. Ce mode de chauffage est pratique, car il empêche la surchauffe et les absorptions qui arrivent parfois avec le chauffage direct par la lampe à alcool. En outre, le support du bain d'alliage porte un manche en bois pour abaisser ou élever facilement ce bain; on peut ainsi produire à volonté dans l'appareil de légères dépressions qui permettent d'introduire sans difficulté les liquides par le petit entonnoir pendant l'opération.

Voici comment s'exécute l'analyse. Il faut d'abord amener le liquide au point de concentration voulu. Quand il s'agit de doser seulement les nitrites, il n'est pas nécessaire de beaucoup concentrer, la réaction se produisant très bien en milieu étendu. Ce fait a une certaine importance, car certains nitrites, comme le nitrite de magnésium, sont très instables, et leurs solutions se décomposent déjà partiellement à 100 degrés. Pour les nitrates, il est nécessaire de concentrer, de manière à avoir, sous un volume de quelques centimètres cubes, 10 à 20 milligrammes de nitrate. La liqueur d'essai est introduite par le petit entonnoir dans le ballon. On lave l'entonnoir à plusieurs reprises avec quelques gouttes d'eau distillée, puis on chasse l'air de l'appareil en faisant arriver un courant de gaz carbonique. Cette opération effectuée, on place sur le tube abducteur, qui plonge dans la cuve à mercure, une cloche de 25 centimètres cubes, graduée au 1/10, dans laquelle on a introduit 3 à 4 centimètres cubes d'une solution de potasse à 39-40 degrés Baumé. On s'assure qu'il n'y a plus d'air dans l'appareil en faisant passer encore deux ou trois bulles de gaz carbonique, qui doivent être entièrement absorbées par la potasse. On fait alors entrer dans l'appareil par le petit entonnoir, en produisant une légère dépression, 1 à 2 centimètres cubes d'une solution saturée de sulfate ferreux. On lave à plusieurs reprises et on chauffe le bain d'alliage. Le bioxyde d'azote se dégage. Quand le dégagement gazeux paraît terminé, on fait passer bulle à bulle, sans arrêter l'ébullition, un courant de gaz carbonique pour balayer l'appareil et entraîner tout le bioxyde d'azote. On enlève cette première cloche.

On place alors sur le tube abducteur une deuxième cloche, puis, en abaissant un peu le bain d'alliage, on crée une légère dépression, et on fait arriver par le petit entonnoir 2 à 3 centimètres cubes d'acide chlorhydrique. On plonge de nouveau le ballon dans le bain d'alliage, et le bioxyde d'azote des nitrates se dégage à son tour. L'appareil est balayé à la fin comme précédemment par un courant de gaz carbonique.

On obtient ainsi deux cloches de gaz qu'on plonge dans une petite cuve à mercure profonde pour les mettre en équilibre de température avec le mercure qui les entoure, et pour permettre à la potasse d'achever d'absorber l'acide carbonique. On amène le mercure au même niveau dans les cloches et dans la cuvette, afin de n'avoir comme contre-pression que la colonne de potasse. On note le volume du gaz, la température, la hauteur de la colonne de potasse et la pression barométrique. Pour les calculs, on admet que la tension de vapeur de la solution de potasse est sensiblement égale aux deux tiers de la tension de la vapeur d'eau à la même température, et que sa densité est dix fois moindre que celle du mercure, c'est-à-dire qu'une colonne de 4 centimètres de potasse correspond à une colonne de mercure de 4 millimètres. Il suffit alors de ramener les volumes gazeux à 0° et 760 millimètres, et on en déduit le nitrite et le nitrate correspondants.

Toutes les analyses exécutées dans ce travail l'ont été par cette méthode de M. *Muntz*, à qui nous sommes heureux de pouvoir exprimer ici tous nos remerciements.

A. Expériences sur les ferments nitreux. — *Influence de la concentration en ammoniaque.* — Pour étudier l'action de la concentration du milieu en ammoniaque sur la fermentation nitreuse, nous avons préparé les solutions minérales nutritives ordinaires dans lesquelles nous avons ajouté des proportions variables de sulfate d'ammoniaque. Chaque matras a reçu 20 centimètres cubes de milieu de culture, et, après stérilisation, nous avons additionné ce milieu de la quantité de carbonate de magnésie correspondant à la dose d'ammoniaque présente. L'expérience a porté sur les deux ferments Java et Lit bactérien. L'ensemencement a eu lieu le 15 novembre, et on a relevé les réactions au Trommsdorff et au Nessler aux diverses époques.

Le 13 janvier, soit environ deux mois après, constatant que la réaction au Nessler était toujours aussi intense dans les milieux qui contiennent plus de 6 grammes par litre de sulfate d'ammoniaque, nous avons sacrifié les cultures et nous avons soumis les liquides à l'analyse pour voir quelle avait été la production de nitrite dans les milieux riches en sulfate d'ammoniaque. Les résultats obtenus ont été les suivants :

Sulfate d'ammoniaque en gr. par litre.	NITRITE DE MAGNÉSIE FORMÉ EN GRAMMES PAR LITRE	
	Ferment Java.	Ferment Lit bactérien.
8	6,48	"
10	6,61	4.86
30	8,54	9,61
50	7,59	traces.
80	traces.	traces.
100	traces.	traces.

Ces résultats nous permettent de tirer les conclusions suivantes : le ferment nitreux s'arrête quand la concentration en sulfate d'ammoniaque dépasse 50 grammes par litre. Il existe d'ailleurs sous ce rapport des différences entre les divers ferments. Avec le ferment Java, il y a encore nitrification jusqu'à 50 grammes par litre ; avec le ferment Lit bactérien, la nitrification s'arrête lorsque la proportion de sulfate d'ammoniaque atteint 30 grammes par litre.

Influence du nitrite formé. — Pour voir quelle est l'influence du nitrite formé sur la fermentation nitreuse, nous avons dû nous mettre à l'abri de l'action nocive des doses trop fortes d'ammoniaque. A cet effet, nous avons cultivé les ferments nitreux dans le milieu normal à 2 pour 1000 de sulfate d'ammoniaque, et, chaque fois que la réaction ammoniacale disparaissait, nous rajoutions une dose d'ammoniaque équivalente à celle qui avait disparu, ainsi que la dose de base carbonatée correspondante. Nous avons pu produire ainsi une accumulation de nitrite assez considérable, tout en ne nitrifiant que des solutions ammoniacales étendues. Les essais ont été effectués sur 100 centimètres cubes de milieu minéral contenant

2 grammes par litre de sulfate d'ammoniaque. Les doses successives d'ammoniaque étaient ajoutées sous forme de 1 centimètre cube d'une solution de sulfate d'ammoniaque à 20 pour 100 stérilisée, dès que la réaction au Nessler avait disparu. A chaque dose d'ammoniaque, on ajoutait 4 centimètres cubes d'un lait à 10 pour 100 de carbonate de magnésie stérilisé. Nous avons expérimenté sur les deux ferments Java et Lit bactérien : l'ensemencement a eu lieu le 6 décembre, et les résultats obtenus ont été les suivants :

Dates des diverses doses ajoutées.

Ferments.	1ᵉ	2ᵉ	3ᵉ	4ᵉ	5ᵉ
Java.	6 déc.	25 déc.	2 janv.	7 janv.	12 janv.
Lit bactérien.	6 déc.	20 déc.	29 déc.	7 janv.	14 janv.

Ferments.	6ᵉ	7ᵉ	8ᵉ	9ᵉ
Java.	16 janv.	2 fév.	4 mars	16 avril.
Lit bactérien.	2 fév.	25 mars	»	»

Le 19 mars, voyant la nitrification se ralentir, nous avons rajouté la dose de sels nutritifs contenue dans le milieu primitif, pour être certains que l'arrêt ne tenait pas au manque des éléments minéraux indispensables. Cette addition n'a eu aucun résultat.

Nous voyons donc que la nitrification a marché régulièrement avec le ferment Java jusqu'à la 6ᵐᵉ dose d'ammoniaque, ce qui correspond à la nitrification de 10 grammes de sulfate d'ammoniaque par litre. A partir de ce moment, le phénomène s'est beaucoup ralenti, il a fallu 17 jours pour nitrifier complètement la 6ᵐᵉ dose ; la 7ᵐᵉ dose a demandé un mois, la 8ᵐᵉ dose, un mois et demi, la 9ᵐᵉ dose n'a plus nitrifié.

Pour le ferment Lit bactérien, l'action est la même, mais ce ferment est décidément plus sensible aux concentrations fortes, comme nous l'avons déjà vu dans l'expérience précédente ; il est gêné par le nitrite formé à partir de la 5ᵐᵉ dose d'ammoniaque, et il s'arrête à la 7ᵐᵉ dose.

Pour nous rendre compte des concentrations de nitrites qui correspondent à ces actions nuisibles, nous avons procédé au dosage des nitrites dans le matras, avant l'addition de la 9ᵐᵉ dose pour le ferment Java, et avant l'addition de la 7ᵐᵉ dose

pour le ferment Lit bactérien. Nous avons obtenu les chiffres
suivants :

Ferment.	Nitrate de magnésie présent en gr. par litre.
Java	14,51
Lit bactérien	13,42

Il importe de remarquer que ces chiffres ne peuvent pas
correspondre aux doses d'ammoniaque introduites. Il aurait
fallu pour cela tenir compte de la concentration et des variations de volume à la suite des additions d'ammoniaque, ce
que nous avons jugé inutile, car notre but n'était pas ici de
déterminer la quantité de nitrite qui se forme pour une quantité donnée de sulfate d'ammoniaque, mais bien la quantité
de nitrite capable de gêner et d'arrêter une fermentation
nitreuse. On voit par ce qui précède qu'à partir de 8 à
10 grammes de nitrite de magnésie par litre, le ferment
nitreux semble gêné, et son action est paralysée, quand la
proportion de nitrite formé atteint 15 à 15 grammes par litre.
Cependant, le ferment n'est pas atteint dans sa vitalité, car,
en diluant de moitié le liquide de culture après arrêt de la
nitrification, nous avons constaté un nouveau départ et une
nitrification complète de l'ammoniaque présente.

Nous avons également fait ces expériences en nous servant
de carbonate de chaux, au lieu de carbonate de magnésie
comme base carbonatée. Les nitrifications ont été moins loin,
comme l'indique le tableau suivant :

Dates des diverses doses ajoutées.

Ferments.	1ᵉ	2ᵉ	5ᵉ	4ᵉ	5ᵉ	6ᵉ
Java..	6 déc.	20 déc.	2 janv.	16 janv.	50 janv.	9 mars.
Lit bactérien. .	6 déc.	25 déc.	20 janv.	7 févr.	4 mars	»

La nitrification paraît donc plus gênée par le nitrate de
chaux que par le nitrite de magnésie, puisque, à la 6ᵉ dose
d'ammoniaque pour le ferment de Java, et à la 5ᵉ dose pour
le ferment de Lit bactérien, la nitrification a cessé de pro-
gresser. En diluant de moitié ces cultures, le phénomène a
repris son cours normal.

Nous avons alors voulu voir si, en cultivant nos ferments en nitrificateurs rotatifs, comme nous l'avons indiqué plus haut, nous n'arriverions pas à repousser plus loin cette dose à laquelle le nitrite formé devient nuisible. Nous avons placé dans de petits tonneaux en verre de 2 litres, remplis de scories calcinées stérilisées, 700 centimètres cubes de liquide minéral stérile à 2 grammes par litre de sulfate d'ammoniaque, et nous avons ensemencé avec les ferments Java et Lit bactérien. On faisait subir aux tonneaux deux révolutions complètes par jour, et la masse des scories était traversée par un courant d'air très lent. Chaque fois que l'on constatait, dans la prise d'essai, la disparition de l'ammoniaque, on ajoutait une nouvelle dose égale à la précédente et la dose de carbonate de magnésie correspondante. Voici les résultats obtenus :

Dates des diverses doses ajoutées.

Ferments.	1ᵉ	2ᵉ	3ᵉ	4ᵉ	5ᵉ
Lit bactérien. .	24 janv.	2 fév.	11 fév.	16 fév.	20 fév.
Java	24 janv.	5 fév.	11 fév.	16 fév.	20 fév.

Ferments.	6ᵉ	7ᵉ	8ᵉ	9ᵉ
Lit bactérien. .	27 fév.	13 mars	23 mars	15 avril.
Java	27 fév.	4 mars	13 mars	15 avril.

Le 22 mai, la réaction au Nessler était encore intense dans les deux tonneaux ; la nitrification était arrêtée. Le dosage du nitrite de magnésie dans le milieu du ferment Lit bactérien a donné 15ᵍʳ,15 par litre.

Nous arrivons donc ici aux mêmes conclusions que dans les expériences précédentes, mais il faut remarquer que la nitrification a été beaucoup plus rapide dans ces petits tonneaux roulants que dans les fioles coniques. Au moment où le phénomène était très actif, les ferments ont nitrifié en 4 jours 1ᵍʳ,4 de sulfate d'ammoniaque.

Influence de l'addition de divers nitrites. — Les expériences que nous venons d'exposer montrent qu'au delà de 15 grammes par litre, les nitrites de magnésie ou de chaux formés deviennent nettement nuisibles à la fermentation nitreuse. Ce qui se passe est tout différent quand on ajoute, avant le départ de la fermentation nitreuse, une certaine dose de nitrite. A 20 centimètres cubes de milieu normal, à 2 grammes par litre de

sulfate d'ammoniaque, nous avons ajouté des doses croissantes de divers nitrites, en solutions titrées, stérilisées à froid
à la bougie Chamberland, pour éviter toute décomposition à
l'autoclave. Nous avons essayé les nitrites de potasse, de
soude, de chaux et de magnésie. La durée de la nitrification
avec les doses variables de ces divers nitrites est indiquée
par le tableau suivant :

Durée de la nitrification.

Doses de nitrite en gr. par litre.	NITRITE DE SOUDE		NITRITE DE POTASSE		NITRITE DE CHAUX	NITRITE DE MAGNÉSIE
	Java.	Lit bact.	Lit bact.	Java.	Java.	Java.
1	45 jours.	3 mois.	2 mois.	2 m. 1/2.	21 jours.	16 jours.
2	2 mois.	—	—	3 mois.	22 —	—
4	"	—	"	"	"	"
8	"	3 m. 1/2.	"	3 m. 1/2.	"	"
10	"	"	"	"	"	21 jours.

Durée de la nitrification des témoins (Java. . . . 10 jours.
sans addition de nitrites. . . . . . (Lit bact. . 7 —

Nous constatons qu'une très faible quantité de nitrite de
soude ou de potasse, ajoutée avant le départ de la fermentation nitreuse, gêne considérablement le développement du
ferment, jusqu'à la dose de 2 grammes par litre, la nitrification
d'une même quantité d'ammoniaque demande pour le ferment Java 2 mois au lieu de 7 jours. Le ferment Lit bactérien est encore plus sensible. Ajoutons que nous avons préparé nous-mêmes ces nitrites à l'état pur, qu'ils nitrifient
parfaitement par le ferment nitrique, et qu'il ne peut pas
s'agir de la présence d'une impureté antiseptique pour le
microbe. Les nitrites de chaux et de magnésie, ajoutés avant
l'ensemencement, gênent beaucoup moins que les nitrites de
potasse et de soude, puisque le retard dans la nitrification
n'est que de 14 jours pour le nitrite de chaux et de 9 jours
pour le nitrite de magnésie. Il y a cependant une légère action
nocive.

Influence de l'addition de divers nitrates. — En présence de
ces résultats, nous avons voulu nous rendre compte si l'addition de nitrates produisait sur la fermentation nitreuse des
actions analogues à celles que donnent les nitrites. Nous
avons additionné le milieu minéral à 2 grammes par litre de

sulfate d'ammoniaque de doses variables de divers nitrates (potasse, soude, magnésie, chaux). Les durées observées pour la nitrification d'une même dose d'ammoniaque ont été les suivantes :

Durée de la nitrification.

Doses en gr. par litre.	NITRATE DE SOUDE		NITRATE DE POTASSE		NITRATE DE CHAUX		NITRATE DE MAGNÉSIE.	
	Java.	Lit bact.	Java.	Lit bact.	Java.	Lit bact.	Java.	Lit bact.
1	30 jours	pas finie	19 jours	2 m. 1/2	19 jours	2 mois	19 jours	2 mois.
5	pas finie	»	30	—	19 jours	2 mois	19 jours	2 mois.
10	»	»	pas finie	pas finie	19 jours	2 mois	19 jours	2 mois.
30	»	»	»	»	pas finie	pas finie	pas finie	p. finie.

Durée de la nitrification des témoins (Java. . . . 19 jours.
sans addition de nitrate . . . . . . (Lit bact. . 39 jours.

Nous voyons que le nitrate de soude, ajouté avant l'ensemencement, retarde déjà de 11 jours le ferment Java à la dose de 1 gramme par litre. A la dose de 5 grammes par litre et aux doses supérieures, la nitrification se manifeste un peu, car on a une réaction sensible au Trommsdorff, mais 5 mois après l'ensemencement il y a encore beaucoup d'ammoniaque. Le ferment Lit bactérien est beaucoup plus sensible, et la dose de 1 gramme par litre de nitrate de soude a suffi pour gêner sa multiplication.

Le nitrate de potasse gêne moins que le nitrate de soude. Pour le ferment Java, la dose de 1 gramme par litre est indifférente, celle de 5 grammes par litre retarde un peu le phénomène; au delà de 10 grammes par litre, la nitrification devient interminable. Le ferment Lit bactérien présente toujours sa sensibilité plus grande; cependant, il est moins gêné par le nitrate de potasse que par le nitrate de soude, puisqu'il termine sa nitrification en 5 mois, dans le milieu à 5 grammes par litre de nitrate de potasse. Au delà de cette dose la nitrification est faible, et il reste toujours de l'ammoniaque.

Le nitrate de chaux ne gêne le ferment Java qu'aux concentrations fortes, au delà de 10 grammes par litre. Au-dessous de ce chiffre, la durée de la nitrification est la même que dans le témoin. Il en est de même pour le nitrate de magnésie. Le ferment Lit bactérien est toujours plus gêné que le ferment Java. Cependant il nitrifie complètement l'ammoniaque en présence de 10 grammes par litre de ces nitrates mais avec un retard d'environ 20 jours sur le témoin.

Il résulte de ces diverses expériences que les nitrates de soude et de potasse présents dans les liquides peuvent gêner notablement le développement des ferments nitreux, même à une concentration assez faible (1 à 5 grammes par litre). Les nitrates de chaux ou de magnésie ne gênent que peu ou pas du tout, excepté aux concentrations fortes (plus de 10 grammes par litre).

B. Expériences sur les ferments nitriques. — *Influence de la concentration en nitrite de soude.* — 20 centimètres cubes de milieu minéral sont additionnés de doses de nitrite de soude variant de 1 gramme par litre à 100 grammes par litre. L'ensemencement a eu lieu le 9 novembre avec le ferment nitrique Bruyère : on a noté chaque jour la réaction au Trommsdorff jusqu'à transformation complète du nitrite. Le tableau suivant donne les réactions observées aux diverses époques.

Nitrite de soude en gr. par litre.	DATES				
	9 nov.	17 nov.	21 nov.	7 déc.	29 janv.
1	+	O	»	»	»
2	+	—	O	»	»
5	...	+	+	O	»
10	+	+	+	+	O
20	...	+	+	+	+
100	+	+	+	+	+

+, réaction intense au Trommsdorff; O, réaction nulle.

Nous constatons que la nitrification a été complète dans les milieux qui contiennent jusqu'à 10 grammes par litre de nitrite de soude. Elle a duré 9 jours pour le liquide à 1 pour 1000, 15 jours pour le liquide à 2 pour 1000 ; 29 jours pour le liquide à 5 pour 1000, 82 jours pour le liquide à 10 pour 1000. On constate que déjà pour une proportion de 10 grammes par litre de nitrite de soude, la nitrification se ralentit.

Les milieux renfermant respectivement 20 grammes et 100 grammes de nitrite de soude par litre donnaient encore 7 mois après une réaction intense au Trommsdorff. L'analyse a permis de reconnaître qu'il ne s'était formé que des traces de nitrates. Il n'y a donc pas de nitratation en présence d'une dose de 20 grammes par litre de nitrite. Nous n'avons pas pu arriver à produire la nitrification dans ce milieu, même en accoutumant le microbe par cultures successives dans des milieux de plus en plus concentrés en nitrite. Nous voyons donc que le ferment nitrique est très sensible à la dose de nitrite présent, et qu'il présente sous ce rapport une sensibilité beaucoup plus grande que le ferment nitreux vis-à-vis de l'ammoniaque. Nous avons vu, en effet, la nitrification se produire avec le ferment nitreux dans des concentrations de sulfate d'ammoniaque de 50 grammes par litre.

Influence du nitrate formé. — Pour faire cette recherche, nous avons suivi le même mode opératoire que pour l'étude de l'influence du nitrite formé sur le ferment nitreux. Pour nous mettre à l'abri de l'influence nocive du nitrite, nous avons ensemencé les ferments nitriques dans le milieu minéral ordinaire à 1 gramme par litre de nitrite de soude, et, dès que la nitrification était complète, nous rajoutions une dose de nitrite équivalente à celle qui avait nitrifié. Nous avons ainsi pu produire une forte accumulation de nitrate dans le milieu de culture, tout en n'opérant que sur des solutions nitritées étendues. Les additions de nitrite se faisaient au moyen d'un volume donné d'une solution de nitrite de soude à 10 pour 100 stérilisée. Nous avons expérimenté avec les ferments Bruyère et Lit bactérien. L'ensemencement a eu lieu le 20 octobre, et le tableau ci-joint résume la marche des deux ferments.

Dates des diverses doses ajoutées.

Ferments.	1°	2°	5°	4°	5°	6°	7°
Bruyère	20 oct.	1er nov.	9 nov.	17 nov.	25 nov.	29 nov.	2 déc.
Lit bactérien. .	20 oct.	1er nov.	9 nov.	17 nov.	25 nov.	29 nov.	2 déc.

Ferments.	8°	9°	10°	11°	12°	13°	14°
Bruyère. . . .	5 déc.	11 déc.	15 déc.	22 déc.	26 déc.	29 déc.	2 janv.
Lit bactérien.	5 déc.	11 déc.	15 déc.	22 déc.	26 déc.	29 déc.	2 janv.

Ferments.	15°	16°	17°	18°	19°	20°	21°
Bruyère. . . .	7 janv.	22 janv.	28 janv.	6 fév.	16 févr.	20 fév.	25 fév.
Lit bactérien.	7 janv.	11 janv.	16 janv.	22 janv.	26 janv.	30 janv.	5 fév.

Ferments.	22°	25°	24°	25°	26°
Bruyère. . . .	5 mars	12 mars	17 mars	21 mars	28 mars
Lit bactérien.	8 fév.	14 fév.	20 fév.	5 mars	»

Nous voyons que l'oxydation du nitrite s'est poursuivie
régulièrement, et avec une grande activité, jusqu'à l'addition
de la 26ᵉ dose de nitrite de soude pour le ferment Bruyère.
A ce moment, qui correspond à l'oxydation de 26 grammes de
nitrite par litre, la production de nitrates s'est complètement
arrêtée. Les résultats ont été analogues avec le ferment Lit
bactérien, dont la marche a été encore plus régulière; elle s'est
brusquement interrompue à la 25ᵉ dose de nitrite.

Pour nous rendre compte de la concentration en nitrate qui
correspond à cet arrêt, nous avons procédé à l'analyse et nous
avons obtenu les chiffres suivants :

Ferment.	Nitrate formé en gr. par litre.
Lit bactérien.	25,57
Bruyère	24,84

Dans cette expérience, comme dans celle qui se rapporte à
l'action du nitrite de soude formé sur le ferment nitreux, les
chiffres obtenus pour le nitrate ne peuvent correspondre exactement aux doses de nitrite ajoutées, car nous n'avons pas
tenu compte de la concentration et des légers changements de
volume dus à l'addition des doses successives de nitrite, notre
but étant simplement de déterminer la proportion de nitrate
nuisible au ferment nitrique. Nous voyons que cette proportion est de 25 grammes par litre environ.

Il est curieux de constater qu'à l'inverse des autres espèces
microbiennes, le ferment nitrique est plus gêné par la concentration du produit auquel il s'attaque (nitrite) que par la concentration du produit qu'il forme (nitrate). En effet, le nitrite
à la dose de 10 grammes par litre arrête la marche du ferment,
même soumis à l'accoutumance, tandis que le nitrate formé
ne l'arrête qu'à la dose de 25 grammes par litre.

Influence de l'addition de divers nitrates. — Nous avons voulu
voir si l'addition de doses variables de nitrates dans le milieu,
avant l'ensemencement du ferment nitrique, produit une action
nocive analogue à celle du nitrite de soude sur le nitreux.
20 centimètres cubes de milieu minéral à 1 gramme par litre
de nitrite de soude ont reçu des doses croissantes de 1 à
100 grammes par litre de divers nitrates (potasse, soude,
chaux, magnésie). On a ensemencé les deux ferments Bruyère

et Lit bactérien, et noté la durée de la nitrification. Voici les résultats obtenus :

Durée de la nitrification :

Dose en gr. par litre.	NITRATE DE SOUDE.		NITRATE DE POTASSE.		NITRATE DE CHAUX.		NITRATE DE MAGNÉSIE.	
	Bruyère.	Lit. bact.	Bruyère.	Lit. bact.	Bruyère.	Lit. bact.	Bruyère.	Lit. bact.
1	7 jours	8 jours	7 jours	8 jours	7 jours	7 jours	7 jours	7 jours
2	7 —	8 —	7 —	8 —	7 —	7 —	7 —	7 —
4	7 —	8 —	7. —	8 —	7 —	7 —	7 —	7 —
8	7 —	8 —	7 —	8 —	7 —	7 —	7 —	7 —
10	8 —	11 —	7 —	8 —	10 —	7 —	7 —	7 —
20	2 mois	2 mois	15 mois	15 mois	incomp.	incomp.	12 mois	12 mois
100	incomp.	incomp.	incomp.	incomp.	—	—	incomp.	incomp.

Témoins sans addition de nitrates : { Bruyère. . . . . 7 jours.
durée de la nitrification. . . . . . { Lit bactérien . . 7 —

Nous constatons que le phénomène observé avec les nitrites de soude et de potasse sur les ferments nitreux ne se produit pas ici. Le nitrate de soude ne commence à être nuisible qu'au delà de 10 grammes par litre environ. Cependant, les milieux qui contiennent 20 grammes par litre de ce sel ont nitritifié complètement au bout de deux mois. Le nitrate de potasse gêne moins ; la nitrification est à peine retardée de quelques jours par une dose de 20 grammes par litre. Le nitrate de chaux est beaucoup plus nuisible; au delà de 10 grammes par litre, la formation de nitrate s'arrête. Le nitrate de magnésie n'a aucune action tant que la concentration ne dépasse pas 20 grammes par litre.

Des expériences complémentaires nous ont montré que le nitrate de soude gêne le développement du ferment nitrique à la dose de 20 grammes par litre, les nitrates de potasse et de magnésie à la dose de 25 grammes, le nitrate de chaux à la dose de 12 grammes.

Les expériences qui précèdent n'ont porté que sur un seul sel ammoniacal, le sulfate d'ammoniaque et sur les nitrites et nitrates alcalins ou alcalino-terreux. Nous avons cherché à les compléter par l'étude de la formation des divers nitrites et de la nitrification des divers sels ammoniacaux par le ferment nitreux, ainsi que de l'oxydation des divers nitrites par le ferment nitrique.

CALMETTE.   8

Formation de divers nitrites par le ferment nitreux. — On peut d'abord se demander si toutes les bases carbonatées peuvent être indifféremment employées pour saturer l'acide nitreux formé par le microbe, et si les divers nitrites ainsi obtenus n'ont pas une action nocive sur la nitrification. Pour élucider cette question, nous avons remplacé dans le milieu ordinaire, à 2 grammes par litre de sulfate d'ammoniaque, le carbonate de magnésie par un autre carbonate, de manière à former ainsi le nitrite correspondant à la base carbonatée.

Nous avons pu ainsi constater la nitrification du sulfate d'ammoniaque en présence des carbonates de magnésium, de calcium, de baryum, de strontium, de zinc, de plomb, de nickel, de manganèse, de cuivre, de fer, de bismuth, etc. Le ferment nitreux peut donc s'accommoder parfaitement de toutes les bases carbonatées communes.

Nitrification des divers sels ammoniacaux. — Dans les milieux où s'exerce dans la nature l'action du ferment nitreux, l'ammoniaque peut se trouver combinée à un très grand nombre d'acides minéraux ou organiques. Il est dès lors intéressant de savoir si ces divers sels ammoniacaux subissent également la fermentation nitreuse, et si les acides auxquels l'ammoniaque se trouve combinée, en particulier les acides organiques, n'exercent pas sur le microbe une influence défavorable.

Pour résoudre ce problème, nous avons essayé de faire nitrifier un certain nombre de sels d'ammoniaque. La proportion employée pour chaque sel correspondait à $0^{gr},257$ d'ammoniaque par litre, ce qui équivaut à une dose de 1 gramme par litre de sulfate d'ammoniaque.

Dans ces conditions, nous avons obtenu une nitrification complète avec les sels d'ammoniaque suivants : arséniate, azotate, azotite, borate, bromure, carbonate, chlorure, fluorure, hyposulfite, phosphate, phosphate ammoniaco-magnésien, sulfate, sulfite, sulfure, acétate, formiate, lactate, malate, succinate, tartrate et urate. L'arsénite, l'iodure, le citrate et l'oxalate ne nitrifient qu'à une dose plus faible ($0^{gr},5$ à 1 gramme par litre).

Le chlorhydrate d'hydroxylamine n'est pas attaqué par le ferment nitreux, même aux doses faibles.

Le ferment nitreux est peu sensible à certains sels qui présentent, pour les autres microbes, des propriétés antiseptiques : par exemple, les solutions de borate et de fluorhydrate d'ammoniaque à 2 grammes par litre nitrifient très rapidement.

Des expériences complémentaires nous ont permis de voir qu'on pouvait augmenter beaucoup la proportion de la plupart des sels organiques d'ammoniaque sans gêner la nitrification. Ainsi, le ferment nitreux transforme entièrement le lactate, la malate et le succinate d'ammoniaque à la dose de 10 grammes par litre; le tartrate, l'acétate, le formiate et l'urate à la dose de 6 grammes. Les nitrites formés dans ces conditions nitrifient également sans difficultés par le ferment nitrique.

Nous pouvons donc conclure que les microbes de la nitrification sont peu sensibles à la présence de certaines substances organiques, tels que les sels des acides organiques communs, et qu'il n'est pas nécessaire que ces sels soient au préalable décomposés par des microbes pour que la nitrification puisse s'implanter dans les liquides qui les contiennent.

Nitrification de divers nitrites par le ferment nitrique. — Il restait à voir si le ferment nitrique peut nitrifier la plupart des nitrites. Voici ce que nous avons observé sous ce rapport :

A la dose de $0^{gr},5$ à 1 gramme par litre, le ferment nitrique oxyde à peu près tous les nitrites. Nous avons expérimenté avec les nitrites de potassium, de sodium, de calcium, de magnésium, de baryum, de zinc, de plomb, de manganèse, de cuivre, etc., et nous avons observé partout une nitrification complète. Donc, dans la pratique, la base à laquelle est combiné l'acide nitreux n'a que peu d'importance; cependant, l'oxydation paraît se faire plus aisément avec les nitrites alcalins ou alcalino-terreux, surtout à forte dose.

Pour étudier de plus près l'oxydation des sels ammoniacaux et des nitrites par les microbes nitrificateurs, nous avons suivi la marche du phénomène en faisant chaque jour des prises d'échantillons avec des pipettes flambées et en dosant le nitrite ou le nitrate formé. Voici quelques expériences de cette nature.

1° *Fermentation nitreuse.* — 1 000 centimètres cubes de milieu minéral à 2 grammes par litre de sulfate d'ammoniaque. Base carbonatée; carbonate de chaux. Ensemencement le 12/9 avec le ferment Java. Le tableau suivant indique la marche de l'oxydation.

Dates.	RÉACTIONS		Nitrite formé en gr. de AzO² Na par litre	Augmentation de nitrite par litre et par jour en gr. de AzO² Na.
	Ne	Tr.		
12 septembre	+	0	»	»
15 —	+	f	traces	»
17 —	+	f	»	»
19 —	+	+	0.224	»
21 —	+	+	0.428	0.102
25 —	+	+	0.582	0.077
23 —	+	+	0.745	0.081
28 —	+	+	1.007	0.087
50 —	+	+	1.194	0.095
5 octobre	s	+	1.445	0.084
5 —	f	+	1.582	0.070
7 —	o	+	1.714	»

(*Ne*, réaction au Nessler; *Tr*, réaction au Trommsdorff: *o*, nulle: *f*, faible: *s*, sensible; +, intense).

Nous voyons qu'il y a d'abord une période d'incubation de six jours pendant laquelle le ferment semble ne pas travailler. Puis apparaissent brusquement les nitrites, et l'oxydation se poursuit d'une façon à peu près très régulière, sans augmenter ni diminuer d'intensité, jusqu'à la disparition complète de l'ammoniaque. Dans cette expérience, la vitesse de nitrification de l'ammoniaque est d'environ 90 milligrammes de nitrite formé par litre et par jour. La transformation de l'ammoniaque est si complète que le réactif de Nessler, pourtant très sensible, n'indique plus trace d'ammoniaque dans le liquide.

L'activité de l'oxydation par notre ferment nitreux correspond à peu près à celle que signale M. Winogradsky dans son cinquième mémoire sur la nitrification [1], c'est-à-dire 20 milligrammes d'azote ammoniacal oxydé par jour.

2° *Fermentation nitrique.* — 1 000 centimètres cubes de milieu minéral à 1 gramme par litre de nitrite de soude. Ensemencement le 5/9 avec le ferment Bruyère. On a pris chaque

[1] *Annales de l'Institut Pasteur.* 1891. p. 609.

jour la réaction au Trommsdorff, puis la réaction à la diphénylamine après destruction des nitrites, et on a dosé le nitrate
formé. Le tableau suivant résume la marche de l'oxydation :

Dates.	RÉACTIONS		Nitrate formé en gr. de AzO³Na par litre.	Augmentation de nitrate par jour et par litre en gr. de AzO³Na.
	Tr.	Di		
5 septembre	+	f	traces	"
7 —	+	+	0.200	"
9 —	+	+	0,354	0,067
11 —	+	+	0,466	0,066
14 —	+	+	0,734	0,090
16 —	f	+	1,085	0,175
17 —	o	+	1,157	"

Nous voyons qu'ici la période d'incubation est beaucoup
plus courte. Le nitrate apparaît après quarante-huit heures.
l'oxydation est d'abord assez lente pendant les cinq ou six
premiers jours, et la quantité de nitrate formé est d'environ
70 milligrammes d'azotate de soude par litre et par jour. Mais
bientôt le phénomène s'accélère : dans les trois jours suivants.
il s'est formé en moyenne 90 milligrammes d'azotate de soude
par litre et par jour, et, dans les derniers jours, 175 milligrammes, soit presque une quantité triple de celle qui se
formait au début. Comme pour le ferment nitreux, l'oxydation
est ici absolument complète, et, au bout de douze jours, le
réactif iod-amylique, pourtant très sensible, ne décelait plus
trace de nitrite.

La vitesse de l'oxydation est ici très supérieure à celle qui
a été observée par M. Winogradsky pour le ferment nitrique [1].
Ce savant n'a obtenu, avec un ferment d'une énergie excep-
tionnelle et au bout de six semaines de culture, que 10 milligrammes d'azote nitreux oxydé par jour. Nous voyons qu'en
douze jours, y compris la période d'incubation, notre ferment
nitrique a oxydé environ 200 milligrammes d'azote nitreux.
soit en moyenne 16 milligrammes par jour, et que cette quantité a atteint à un moment donné 50 milligrammes.

Ce ferment paraît donc beaucoup plus actif que celui de
M. Winogradsky, et sa puissance est certainement supérieure

[1] *Annales de l'Institut Pasteur*, 1891, p. 610.

à celle de notre ferment nitreux. Nous en trouverons d'autres preuves bientôt.

IV. **Fermentations des deux microbes nitrificateurs en symbiose.** — Il semble difficile à première vue de réaliser au laboratoire la culture symbiotique véritable de deux organismes, c'est-à-dire la transformation simultanée du sel ammoniacal en nitrite par le ferment nitreux et du nitrite en nitrate par le ferment nitrique. En effet, la plupart des expérimentateurs qui se sont occupés de la nitrification ont constaté que l'ammoniaque passe d'abord à l'état de nitrite, et que l'oxydation du nitrite ne commence que quand la phase nitreuse est terminée. Il y a donc action successive des deux microbes et non pas symbiose.

M. Winogradsky avait donné, en 1891, une première explication de ce fait. D'après ce savant, le ferment nitreux, beaucoup plus actif que le ferment nitrique, étouffe au début la végétation de ce dernier microbe, qui ne peut se multiplier que quand la fermentation nitreuse est terminée.

Dans le milieu terre, la symbiose qu'on observe toujours était due, d'après M. Winogradsky, à la porosité du milieu[1].

Au contraire, M. Warington[2] expliquait le phénomène par une action paralysante de l'ammoniaque sur le ferment nitrique.

Les résultats que nous avons signalés plus haut au sujet de l'activité des deux ferments font considérer la première hypothèse comme très peu probable. D'ailleurs, MM. Winogradsky et Oméliansky ont reconnu depuis que l'hypothèse de M. Warington est parfaitement exacte et ils ont démontré d'une façon précise que l'ammoniaque exerce sur le ferment nitrique une action déprimante très énergique[3]. La dose de 5 milligrammes d'ammoniaque par litre sous forme de sulfate d'ammoniaque retarde nettement la marche du ferment, la dose de 150 milligrammes par litre l'arrête complètement.

MM. Winogradsky et Oméliansky se sont basés sur cette sensibilité du ferment nitrique à l'ammoniaque pour expliquer

[1] *Annales de l'Institut Pasteur*, 1891, p. 612.
[2] *Proceedings of the chem. Soc.*, n° 98, 1891.
[3] *Archives des Sciences biologiques de Saint-Pétersbourg*, t. VII, p. 255.

les phénomènes qui se passent dans la nitrification dans la nature. D'après ces auteurs, les germes du ferment nitrique, paralysés par les plus petites traces d'ammoniaque, restent à l'état de repos jusqu'à disparition complète de ce corps, et leur action ne commence à se manifester, après incubation plus ou moins longue, que lorsque la fermentation nitreuse est complètement terminée.

Cette manière de voir est parfaitement conforme aux faits quand on examine les expériences de symbiose entreprises au laboratoire. Nous allons voir en effet que, dans la plupart des cas, la fermentation nitreuse s'établit d'abord et la fermentation nitrique n'apparaît que quand la première est à peu près terminée. Mais dans la pratique, cette opinion est directement contredite par les faits. On voit couramment la symbiose se produire dans les lits bactériens d'épuration des eaux résiduaires, en présence de doses d'ammoniaque parfois très élevées. Il se forme simultanément de faibles quantités de nitrites et de fortes quantités de nitrates et les eaux après épuration contiennent encore de l'ammoniaque non oxydée. Les deux phénomènes sont donc superposés et non pas successifs. Citons comme exemple la nitrification des eaux des abattoirs de Lille, contenant jusqu'à 210 milligrammes d'ammoniaque libre ou saline par litre, qui s'est effectuée sans difficultés, la majeure partie de l'ammoniaque passant à l'état de nitrates avec une formation intermédiaire de nitrites presque insensible[1]. Cette dose d'ammoniaque est supérieure à celle qui arrête complètement la marche du ferment nitrique. On sait, en outre, par les expériences de M. Schlœsing[2], que des doses considérables d'ammoniaque n'empêchent nullement l'action du ferment nitrique dans la terre. Ces faits nous conduisent à penser qu'il doit exister un mécanisme qui permet dans certaines conditions la marche symbiotique des deux organismes.

Dans le but d'élucider cette question, nous avons fait plusieurs essais de culture des deux microbes nitrificateurs associés. Nous en rapporterons ici deux seulement.

[1] Dr A. Calmette. Les Procédés biologiques d'épuration des eaux résiduaires. *Revue d'hygiène*, t. XXIII, mars 1901.
[2] C. R. de l'Académie des Sciences, t. CIX.

Première expérience. — 1000 centimètres cubes de milieu minéral à 2 grammes par litre de sulfate d'ammoniaque. Base carbonatée : carbonate de chaux. Ensemencement simultané du ferment nitreux Java et du ferment nitrique Bruyère le 12/9. On a fait chaque jour une prise d'échantillon, noté les réactions au Nessler, au Trommsdorff et à la diphénylamine (après destruction des nitrites), et on a dosé le nitrite et le nitrate produits. Le tableau suivant résume la marche de la fermentation :

Dates.	RÉACTIONS			Nitrite formé en gr. de AzO² Na par litre.	Nitrate formé en gr. de AzO³ Na par litre.
	Ne	Tr	Di		
12 septembre	+	f	f	"	"
18 —	+	+	f	0,175	0,158
21 —	+	+	f	0,541	0,156
28 —	+	+	f	0,824	0,159
30 —	+	+	f	0,945	0,157
5 octobre	+	+	f	1,506	0,222
8 —	+	+	f	1,512	0,217
10 —	o	+	+	1,504	0,621
12 —	"	+	+	"	1,545
14 —	"	o	+	o	2,211

Les conclusions à tirer sont nettes : il n'y a pas eu symbiose, mais action successive des deux organismes. Le ferment nitreux a d'abord transformé tout le sulfate d'ammoniaque en nitrite, et ce n'est que quand cette transformation a été complète que le nitrique a attaqué le nitrite. Il semble bien y avoir eu une tentative de multiplication du ferment nitrique vers le 5/10, un peu avant la fin de la fermentation nitreuse, mais l'augmentation en nitrates est restée faible tant que le réactif de Nessler a indiqué de l'ammoniaque. Remarquons aussi la puissance extraordinaire d'oxydation de notre ferment nitrique dans cette expérience : en six jours, tout le nitrite est passé à l'état de nitrate, soit en moyenne 50 milligrammes d'azote nitreux oxydé par jour.

Deuxième expérience. — Nous avons alors voulu nous rendre compte si, en cultivant les deux ferments dans un grand ballon en présence de scories, on ne peut pas favoriser la symbiose. On imite ainsi ce qui se passe dans la pratique de l'épuration des eaux résiduaires par les procédés biologiques. 1200 centimètres cubes de liquide minéral à 1ᵍʳ.8 de sulfate d'ammoniaque par litre ont été placés dans un grand ballon à fond plat, contenant des scories jusqu'à 2 centimètres au-dessus du niveau du liquide. Ensemencement simultané des deux ferments le 12/9. Le tableau suivant résume les résultats obtenus :

Dates.	RÉACTIONS			Nitrite produit en gr. de AzO^2Na par litre.	Nitrate produit en gr. de AzO^3Na par litre.
	Ne	Tr	Di		
12 septembre	+	f	f	»	»
17 —	+	+	f	0.222	0.125
19 —	+	+	f	»	0,127
21 —	+	+	f	1.064	0.125
22 —	+	+	f	»	0,171
23 —	f	+	+	1,298	0,250
24 —	o	+	+	»	0,428
25 —	»	+	+	»	0,779
26 —	»	+	+	»	1,545
27 —	»	f	+	»	1.802
28 —	»	o	+	o	1,884

Nous voyons ici que la symbiose s'est effectuée pendant un temps très court, quand le taux d'ammoniaque est devenu faible. Mais l'augmentation de nitrates n'a été rapide qu'à la fin de la fermentation nitreuse. Le résultat est en somme à peu près identique à celui de l'expérience précédente : fermentation nitreuse d'abord, puis fermentation nitrique intense qui a amené en cinq jours tout le nitrite à l'état de nitrate.

La marche du phénomène a encore été identique avec un ensemencement très copieux : 100 centimètres cubes de fermentation nitreuse et de 100 centimètres cubes de fermentation nitrique pour 1 litre de liquide. Les deux fermentations ont toujours été successives.

Symbiose des deux organismes. — Dans ses premières études sur les microbes nitrificateurs. M. Winogradsky[1], en recherchant les causes de la formation des nitrites dans les cultures en voie de nitrification, signale une observation qui, rapprochée de ce que nous savons aujourd'hui sur l'action de l'ammoniaque sur le ferment nitrique, revêt un caractère particulièrement intéressant. Sur une nitrification qui a donné successivement des nitrites et des nitrates, M. Winogradsky rajoute une très faible quantité de sulfate d'ammoniaque (4 milligrammes) et

[1] *Annales de l'Institut Pasteur*, 1891, p. 587.

renouvelle cette addition chaque fois que les nitrites ont disparu. Dans ces conditions, on observe le passage direct de l'ammoniaque à l'état de nitrates, comme dans le phénomène naturel. En rajoutant des doses plus fortes de sulfate d'ammoniaque, les nitrites réapparaissent. Il était difficile alors de préciser cette observation et d'en donner une explication plausible. La seule conclusion à tirer était que la production des nitrites ou des nitrates dans la nitrification dépend non pas des qualités physiques ou chimiques du milieu, mais est d'ordre biologique.

Les notions acquises depuis sur l'action de l'ammoniaque sur le ferment nitrique rendent l'observation de M. Winogradsky encore plus singulière. Nous avons donc dirigé nos recherches dans cette voie, qui nous paraissait susceptible de nous donner une explication précise des phénomènes de symbiose.

Dans le matras à scories de notre deuxième expérience, qui vient de terminer sa nitrification par le mécanisme que nous avons indiqué, enlevons aseptiquement le liquide, et rajoutons maintenant 1 litre de nouveau milieu minéral à $1^{gr},8$ environ de sulfate d'ammoniaque par litre. Ces opérations se font aisément dans ces grands matras munis de tubulures latérales. Faisons de temps à autre des prises d'échantillons pour nous rendre compte de la marche du phénomène.

Les résultats obtenus vont être tout à fait différents. Nous allons voir apparaître la symbiose parfaite des deux organismes, symbiose qui va se continuer désormais de la façon la plus régulière. Voici, en effet, les résultats des dosages effectués à intervalles de vingt-quatre heures en moyenne :

Dates.	RÉACTIONS			Nitrite formé en gr. de AzO²Na par litre.	Nitrate formé en gr. de AzO⁵Na par litre.
	Ne	Tr	Di		
7 octobre	+	o	+	0	0.557
10 —	+	f	—	traces	»
12 —	+	s	—	0,148	0,825
15 —	+	s	+	0,146	0,951
15 —	+	s	+	0,491	1.186
16 —	+	f	—	traces	1.426
17 —	+	o	—	0	1.752
19 —	s	o	+	0	2,236
20 —	o	o	+	0	2.254

Réactions : o, nulle ; f, faible ; s, sensible ; +, forte.

Ce tableau nous montre que le taux des nitrites a toujours été très faible dans le liquide, et que les nitrates ont augmenté progressivement depuis le début jusqu'à la disparition complète de l'ammoniaque. Malgré la dose de 460 milligrammes d'ammoniaque par litre, les deux fermentations ont été simultanées et non successives, et il y a eu véritable symbiose des deux organismes dans un milieu riche en ammoniaque.

Cette expérience a été renouvelée d'une autre manière. Nous avons effectué d'abord une première nitrification qui a donné lieu aux deux fermentations successives; puis, sans retirer le liquide nitrifié, nous avons ajouté une nouvelle dose de 2 grammes par litre de sulfate d'ammoniaque, sous forme d'une solution stérile. La symbiose s'est produite aussitôt et s'est poursuivie jusqu'à disparition complète de l'ammoniaque. Nous avons alors ajouté une troisième dose de 2 grammes de sulfate d'ammoniaque par litre, qui a nitrifié dans les mêmes conditions; puis une quatrième dose pour laquelle la nitrification symbiotique s'est encore produite. Nous n'avons pas cru utile de pousser l'expérience plus loin, car elle pouvait se compliquer d'influences qui n'ont rien de commun avec le problème.

Nous avons enfin réalisé la même expérience sur une nitrification en milieu liquide, sans présence de scories. Les résultats ont été identiques : la première nitrification a donné lieu aux deux fermentations successives, la seconde à la symbiose.

Lorsqu'on place les deux microbes dans des conditions de culture exceptionnellement favorables, on peut même arriver à produire du premier coup la symbiose dans le milieu minéral à 2 grammes par litre de sulfate d'ammoniaque. Il suffit pour cela d'employer la méthode que nous avons indiquée dans notre premier mémoire, c'est-à-dire d'ensemencer très copieusement (100 centimètres cubes pour 1 litre), les deux ferments dans de petits tonneaux roulants en verre remplis de scories, stérilisés et parcourus par un courant d'air stérile. La nitrification s'effectue alors complètement en symbiose avec une formation intermédiaire de nitrites presque insensible.

Les résultats sont encore plus nets avec la culture pure des deux organismes dans un long tube de verre vertical, de 6 centimètres de diamètre, composé de trois morceaux de

80 centimètres superposés, stérilisables séparément et remplis de scories. Cet appareil correspond en somme parfaitement à l'appareil vertical allemand pour la fabrication du vinaigre. Il recevait à la partie supérieure goutte à goutte la solution minérale à 2 grammes par litre de sulfate d'ammoniaque, fortement ensemencée par les deux ferments : le liquide recueilli à la partie inférieure était remonté, par une petite pompe à air stérilisé dans le réservoir du haut. Tout l'appareil, dans lequel les microbes nitrificateurs étaient maintenus à l'état pur, était parcouru par un très lent courant d'air filtré sur coton, et chaque tube portait une tubulure de prise d'échantillon. Dans ce « nitrificateur vertical », le phénomène a été d'une intensité extrême. Les trois tubes ont donné indistinctement du premier coup peu ou pas de nitrites et beaucoup de nitrates, jusqu'à disparition de l'ammoniaque. La symbiose était donc complète partout.

Mais ce sont là des conditions exceptionnelles, et dans les procédés de culture ordinaires du laboratoire, le phénomène se passe toujours comme nous l'avons indiqué plus haut : les deux fermentations sont d'abord successives, et ne deviennent simultanées qu'après une première nitrification qui a permis le développement des deux organismes.

Ces diverses observations nous conduisent à la nécessité d'une étude plus précise de l'action de l'ammoniaque sur le ferment nitrique. Les résultats qui précèdent semblent indiquer que si l'ammoniaque agit très énergiquement sur le ferment nitrique « végétal » et gêne beaucoup sa multiplication, elle paraît très peu active sur la fonction oxydante du microbe développé. Ainsi s'expliqueraient les résultats opposés de la nitrification au laboratoire et dans la nature. Au laboratoire, on ensemence le microbe, généralement en petite quantité, dans le milieu ammoniacal, et la multiplication du ferment nitrique se fait mal : d'où pas de symbiose. Dans la nature, au contraire, nous sommes ordinairement en présence de supports peuplés, comme le sol et les lits bactériens d'épuration, supports en voie de nitrification continue : c'est le cas de notre dernière expérience, dans lequel la symbiose est la règle.

V. **Action de l'ammoniaque sur le ferment nitrique.** — L'action de l'ammoniaque sur le ferment nitrique a été mise pour la première fois nettement en évidence par MM. Winogradsky et Oméliansky [1]. Mais ces savants se sont bornés au simple examen de la réaction nitritée, qui ne peut indiquer si la nitrification a été nulle ou partielle. Nous avons donc d'abord répété leur expérience en ensemençant le ferment nitrique dans le milieu minéral à 1 gramme par litre de nitrite de soude, en présence de doses croissantes de sulfate d'ammoniaque, et au bout de deux mois environ, nous avons dosé le nitrite restant dans les matras qui n'avaient pas terminé leur nitrification. L'ensemencement a été assez fort, 1 centimètre cube de culture jeune pour 25 centimètres cubes de milieu. Voici les résultats obtenus :

Action sur le ferment de l'ammoniaque ajoutée avant l'ensemencement.

Ammoniaque en gr. p. litre de liquide.	RÉACTIONS AU Tr. Date de l'ensemencement.													DURÉE de la nitrification.	NITRITE initial en gr. de AzO²Na par litre.	NITRITE restant en gr. de AzO²Na par litre.
	Octobre.					Novembre.					Déc.					
	20	27	28	29	30	1	5	6	11	16	2	6	12			
0 témoin	+	s	o											8 jours	1,081	0
0,00515	+	+	+	s	o									10 —	"	0
0,0105	+	+	+	+	s	o								16 —	"	0
0,0206	+	+	+	+	+	s	s	o						17 —	"	0
0,0412	+	+	+	+	+	+	+	s	o					27 —	"	0
0,0824	+	+	+	+	+	+	+	+	+	s	f	o		55 —	"	0
0,1256	+	+	+	+	+	+	+	+	+	+				incomp.	"	0,507
0,1648	+	+	+	+	+	+	+	+	+	+	+	+		"	"	0,859
0,2575	+	+	+	+	+	+	+	+	+	+	+			"	"	0,891
0,4120	+	+	+	+	+	+	+	+	+	+	+			"	"	0,914
0,721	+	+	+	+	+	+	+	+	+	+	+	+		"	"	0,952
1,050	+	+	+	+	+	+	+	+	+	+	+			"	"	0,951
1,540	+	+	+	+	+	+	+	+	+	+	+	+		"	"	0,957
2,040	+	+	+	+	+	+	+	+	+	+	+			"	"	"

Nous arrivons donc ici aux mêmes conclusions que MM. Winogradsky et Oméliansky. Depuis la dose de 5 milligrammes d'ammoniaque par litre, les durées de nitrification s'allongent de plus en plus, et, pour 82 milligrammes le retard sur le témoin atteint quarante-cinq jours. Pour les doses supérieures, le réactif de Trommsdorff indiquait encore après deux mois la présence de fortes quantités de nitrites.

[1] *Archives des Sciences biologiques de Saint-Pétersbourg*, t. VII, p. 255.

Si nous examinons les résultats des dosages, nous constatons que le ferment nitrique a agi partout. A la dose de 164 milligrammes, dose limite indiquée par MM. Winogradsky et Oméliansky, il n'y a plus qu'un cinquième environ qui a nitrifié. Aux doses d'ammoniaque supérieures, la diminution de nitrites est faible et à peu près la même partout. Il semble donc y avoir une dose, voisine de 160 à 180 milligrammes d'ammoniaque par litre, au delà de laquelle on n'observe qu'une légère transformation due aux microbes jeunes introduits par la semence.

Plaçons-nous maintenant dans le cas de notre symbiose. Faisons d'abord nitrifier le ferment nitrique sur une dose de 2 grammes par litre de nitrite; puis, quand la nitrification est terminée, rajoutons une nouvelle dose de nitrite et en même temps des doses croissantes de sulfate d'ammoniaque sous forme de solutions stériles. Voici ce que nous observerons :

Action de l'ammoniaque sur le ferment nitrique en voie de nitrification. — Addition de nitrite le 26 novembre.

Ammoniaque en gr. p. l. de liquide.	Réactions au Tr. Dates.								Nitrite ajouté en gr. de AzO²Na p. litre.	Nitrite restant en gr. de AzO²Na p. litre.
	Novembre.					Décembre				
	26	27	28	29	50	1	5	12		
0 témoin	+	+	s	o					1,080	0
0 »	+	+	s	o					»	0
0 »	+	+	+	s	o				»	0
0,0046	+	+	s	o					»	0
0,0092	+	+		o					»	0
0,0184	+	+	s	f	o				»	0
0,0368	+	+	s	f	o				»	0
0,0736	+	+	s	f	o				»	0
0,1104	+	+	s	f	o				»	0
0,1472	+	+	+	s	f	f	f	f	»	traces
0,2298	+	+	+	+	s	f	f	f	»	»
0,3680	+	+	+	+	s	f	f	f	»	»
0,6437	+	+	+	+	s	f	f	f	»	»
0,9200	+	+	+	+	s	f	f	f	»	»
1,3794	+	+	+	+	+	s	s	s	»	0,150
1,8400	+	+	+	+	+	s	s	s	»	0,180

Réactions : o, nulle; f, faible; s, sensible; +, intense.

Quand on ajoute du sulfate d'ammoniaque sur un ferment nitrique en voie de nitrification, on observe donc les phénomènes suivants :

1° Il n'y a pas de retard dans la nitrification jusqu'aux doses de 110 milligrammes d'ammoniaque par litre;

2° Jusqu'aux doses de 2 grammes par litre, le retard est peu accusé et atteint à peine quarante-huit heures, mais l'oxydation du nitrite n'est pas absolument intégrale, et il reste au Trommsdorff une petite réaction bleutée qui ne disparaît que très lentement. Les quantités de nitrite restant ne sont pourtant dosables que pour les proportions de 1^{gr},57 à 1^{gr},84 d'ammoniaque par litre, où elles atteignent environ 150 à 180 milligrammes de nitrite par litre, sur 1,080 introduits.

Ces résultats concordent parfaitement avec ceux que nous avons obtenus dans la culture des deux organismes en symbiose et donnent l'explication du phénomène. L'ammoniaque agit sur le ferment nitrique surtout en gênant sa multiplication, et il faut atteindre des doses très fortes d'ammoniaque pour retarder légèrement la fonction oxydante du microbe.

On peut se demander, dans toutes les expériences qui ont été faites jusqu'ici sur l'action des sels ammoniacaux sur le ferment nitrique, si l'action nocive observée sur le ferment nitrique provient du sel ammoniacal ou de l'ammoniaque libre. Le milieu minéral de Winogradsky et Oméliansky contient, en effet, 1 pour 1000 de carbonate de soude sec, et quand on introduit dans ce milieu du sulfate d'ammoniaque, il se produit du carbonate d'ammoniaque qui se décompose lui-même en donnant de l'ammoniaque. D'autre part, Winogradsky et Oméliansky ont établi que le carbonate de soude est indispensable pour la culture du ferment nitrique. Il est possible que les sels ammoniacaux soient sans action sur le ferment nitrique et que seuls l'ammoniaque libre et le carbonate d'ammoniaque qui en dégage sans cesse, gênent ce ferment. Cette idée a été émise récemment, mais sans démonstration expérimentale, par M. Löhnis.

Réduisons la dose de carbonate de soude dans le milieu de culture où nous ajoutons du sulfate d'ammoniaque. Il est clair qu'en diminuant la dose de carbonate de soude, nous diminuerons celle du carbonate d'ammoniaque formé, et, par suite, celle de l'ammoniaque libre.

Expérience. — 24 matras Pasteur reçoivent chacun 20 cm^3

du milieu Winogradsky et Oméliansky, mais sans carbonate de soude; nitrite de soude. 1 gramme: phosphate de potasse, $0^{gr},5$; chlorure de sodium, $0^{gr},5$; sulfate ferreux, $0^{gr},4$; sulfate de magnésie, $0^{gr},5$; eau distillée, $1000\,cm^3$. On ajoute à ce milieu des doses de carbonate de soude croissantes de $0^{gr},15$ à 1 gramme par litre. Après stérilisation, les matras sont divisés en trois séries : l'une α, reçoit 1 cm^3 d'eau distillée stérile (témoin); la deuxième, β, reçoit 1 pour 1000 de sulfate d'ammoniaque sous la forme de 1 cm^3 d'une solution stérile à 2 pour 100; la troisième, γ, reçoit 2 pour 1000 de sulfate d'ammoniaque sous la forme de 1 cm^3 d'une solution stérile à 4 pour 100. Tous les matras sont alors ensemencés avec 1/5 de centimètre cube d'une culture pure de ferment nitrique. Le tableau suivant indique la durée des nitrifications :

Doses de carbonate de soude.	Série α	Série β	Série γ
1 gr. pour 1000	6 jours	incomplète	manque
0,75 —	5 —	id.	id.
0,5 —	5 —	50 jours	id.
0,4 —	5 —	10 —	11 jours
0,5 —	5 —	7 —	10 —
0,25 —	5 —	5 —	5 —
0,20 —	4 —	5 —	6 —
0,15 —	7 —	5 —	7 —

Cette expérience permet de tirer les conclusions suivantes :

1° La dose de 1 pour 1000 de carbonate de soude n'est pas nécessaire au ferment nitrique; cette dose peut descendre sans inconvénient à $0^{gr},2$ pour 1000 dans le milieu Winogradsky et Oméliansky complet;

2° Si la dose de carbonate de soude dans ce milieu n'est pas supérieure à $0^{gr},25$ par litre, la durée de transformation du nitrite par le ferment est indépendante de la présence ou de l'absence du sulfate d'ammoniaque.

3° L'action nocive observée par Winogradsky et Oméliansky dans le milieu ordinaire provient de l'ammoniaque libre mise en liberté par la dose de 1 pour 1000 de carbonate de soude, et le sel ammoniacal ne gêne pas la nitrification nitrique si le milieu ne contient pas de substances capables de déplacer l'ammoniaque en quantités suffisantes pour empêcher le développement du ferment nitrique.

Nous retrouverons plus loin ces notions pour l'explication des phénomènes de nitrification dans la nature.

VI. **Conclusions.** — Les expériences décrites ci-dessus nous permettent de tirer les conclusions suivantes :

1° Les ferments nitreux sont tués par un chauffage de 5 minutes à 45°, les ferments nitriques par un chauffage de même durée à 55°;

2° La température optima de culture par les ferments nitreux et nitriques est de 37°;

3° La marche de la nitrification est considérablement accélérée par la culture des ferments nitrificateurs sur scories, surtout lorsqu'il s'agit de cultures pures d'expériences, quand celles-ci sont placées dans de petits tonneaux auxquels on fait subir de temps à autre une révolution;

4° La production de nitrites est arrêtée quand on cultive les ferments nitreux dans des liquides contenant 30 à 50 grammes par litre de sulfate d'ammoniaque;

5° La marche du ferment nitreux se trouve ralentie quand il a produit 8 à 10 grammes de nitrite de magnésie par litre; quand cette proportion atteint 13 à 15 grammes, la nitrification s'arrête;

6° La présence de nitrites de potasse ou de soude dans les milieux où on ensemence les ferments nitreux gêne considérablement la multiplication de ce ferment, et allonge la durée de la nitrification. Les nitrites de chaux et de magnésie produisent une action analogue, mais beaucoup moins accusée;

7° La présence de nitrates de soude ou de potasse dans les milieux où on a ensemencé les ferments nitreux gêne, même à des doses faibles (1 à 5 grammes par litre), le développement de ce ferment. Les nitrates de chaux et de magnésie ne gênent qu'aux concentrations fortes (1 pour 100 au moins);

8° La transformation des nitrites en nitrates par le ferment nitrique devient d'autant plus difficile que la concentration du milieu en nitrite est plus forte. Quand la proportion de nitrite atteint 20 grammes par litre, il n'y a plus de nitritation;

9° La marche du ferment nitrique est arrêtée par le nitrate de soude produit, quand sa proportion atteint environ 25 grammes par litre;

CALMETTE.   9

10° La présence de nitrates de potasse, de soude ou de magnésie dans les liquides où on ensemence le ferment nitrique ne gêne pas son développement tant que la proportion de ces sels n'atteint pas 20 ou 25 grammes par litre. Le nitrate de chaux ralentit la nitritation à la dose de 12 grammes par litre;

11° La nitrification peut être obtenue avec la plupart des sels ammoniacaux : arséniate, azotate, azotite, borate, bromure, carbonate, chlorure, fluorure, hyposulfite, phosphate, phosphate ammoniaco-magnésien, sulfate, sulfite, sulfure, acétate, formiate, lactate, malate, succinate, tartrate et urate. L'arsénite, l'iodure, le citrate et l'oxalate ne nitrifient qu'à dose faible (0 gr. 5 à 1 gramme par litre);

12° La nitrification peut s'effectuer sans difficultés en présence de doses fortes de sels organiques d'ammoniaque, lactate, malate, succinate, tartrate, acétate, formiate (6 à 10 grammes par litre);

13° A la dose de 0 gr. 5 à 1 gramme par litre, le ferment nitrique oxyde à peu près tous les nitrites (K, NA, CA, MG, BA, ZN, PB, MN, CU, etc.);

14° L'action paralysante de l'ammoniaque sur le ferment nitrique se fait surtout sentir sur le microbe « végétal », en gênant sa multiplication, mais elle est peu sensible sur la fonction oxydante du microbe développé;

15° L'action paralysante ainsi observée provient de l'ammoniaque libre et nullement des sels ammoniacaux qui sont sans action.

Les notions qui précèdent nous permettent de donner une théorie de la nitrification dans la nature, différente de celle de Winogradsky et Oméliansky, et dans laquelle les contradictions signalées dans le cours de ce travail sont élucidées.

On peut distinguer deux cas : 1° les milieux qui nitrifient ne contiennent pas d'ammoniaque libre ni de substances capables d'en dégager en quantité notable. C'est généralement le cas des terres. Dans ces conditions, le ferment nitrique n'est pas gêné par les sels ammoniacaux, et la nitrification s'établit d'emblée sous la forme symbiotique. On voit apparaître directement les nitrates et on ne trouve que peu ou pas de nitrites; 2° les milieux qui nitrifient contiennent de l'ammoniaque libre, du carbonate d'ammoniaque, ou des substances capables de provoquer sa formation. C'est généralement le cas des eaux d'égout et des eaux résiduaires industrielles. Dans ce cas, les expériences qui précèdent ont établi que la multiplication du ferment nitrique, peut se faire en présence de l'ammoniaque, tant que la dose d'ammoniaque n'est pas trop élevée. Cette multiplication est, il est vrai, d'autant plus rapide que la proportion d'ammoniaque est moindre; mais elle ne cesse que quand le taux d'ammoniaque atteint environ 200 milligrammes par litre. En outre, l'ammoniaque n'agit que très faiblement sur la fonction oxydante du microbe quand il est développé, et on peut ajouter, comme nous l'avons vu plus haut, jusqu'à 2 grammes d'ammoniaque par litre sur une fermentation nitrique en marche sans la gêner sensiblement. Il devient alors facile d'expliquer les résultats opposés de la nitrification au laboratoire et dans la nature. Au laboratoire, on ensemence les deux ferments, généralement en petite quantité, dans un milieu contenant une forte proportion d'ammoniaque. Il en résulte que la multiplication du ferment nitrique se fait mal ou même ne se fait pas, et que la phase nitreuse se termine avant que la phase nitrique soit commencée; il n'y a donc pas de symbiose possible. Mais si on ajoute maintenant de l'ammoniaque, même à forte dose, après une première nitrification qui a permis le développement successif des deux organismes, l'action de l'ammoniaque devient insensible, les deux ferments travaillent alors simultanément, et on observe un phénomène absolument analogue au phénomène naturel. Toute l'ammoniaque passe à l'état de nitrates, et il ne se forme que des traces de nitrites. Dans la nature, les conditions sont à peu près les mêmes; nous sommes ordinairement en présence de supports peuplés, comme le sol et les lits bactériens d'épuration, supports en voie de nitrification continue, sur lesquels l'ammoniaque est à peu près sans action et où le phénomène s'effectue par suite toujours sous la forme symbiotique.

Voici donc, dans ce second cas, comment les choses doivent se passer dans la pratique : les milieux qui nitrifient ne contiennent pas en général 200 milligrammes par litre d'ammoniaque, dose qui arrête toute multiplication du ferment nitrique. Cette dose n'est atteinte et dépassée que dans quelques eaux résiduaires impures, comme les eaux d'abattoirs. Le ferment nitrique se multiplie donc dès le début, à côté du ferment nitreux, plus ou moins vite suivant la quantité d'ammoniaque présente. Quand les particules terreuses ou le scories sont bien peuplées, c'est-à-dire quand les deux microbes sont développés, la symbiose s'effectue alors d'une façon absolue. Même si les conditions viennent à changer et si le taux d'ammoniaque s'élève, la marche simultanée des deux ferments ne cesse pas, il faudrait pour l'arrêter atteindre et maintenir des doses d'ammoniaque qu'on ne rencontre jamais dans la pratique.

Il est donc facile de comprendre pourquoi, dans la nature, le ferment nitrique exerce son action en même temps que le ferment nitreux et cela malgré la présence de l'ammoniaque.

Il reste maintenant à élucider une deuxième contradiction. Pourquoi le ferment nitreux, qui est si sensible à la présence des matières organiques, marche-t-il aussi activement dans les lits bactériens d'épuration d'eaux résiduaires en présence de quantités sensibles de ces matières organiques nuisibles? Il est certain que la présence de quantités notables de matières organiques diminue la nitrification dans les lits bactériens et favorise la dénitrification. Pour les quantités faibles des matières organiques, qui sont celles qu'on rencontre ordinairement dans les eaux d'égout, nos expériences en cours nous permettent dès maintenant d'affirmer qu'il existe sur le ferment nitreux une action analogue à celle de l'ammoniaque sur le ferment nitrique et qu'à faible dose ces substances gênent fort peu les microbes quand ils sont bien développés sur les scories et les particules terreuses. Les études que nous poursuivons actuellement nous permettront de trancher bientôt cette question, et de faire connaître en même temps l'action des principales matières organiques qu'on peut rencontrer dans les eaux d'égout sur le travail des microbes nitrificateurs.

CHAPITRE VII

ESSAIS D'ÉPURATION BIOLOGIQUE SUR LITS BACTÉRIENS CONTINUS OU « PERCOLATEURS »

Les lits bactériens *de contact* ou intermittents, tels que nous les avons expérimentés et décrits dans les chapitres qui précèdent, présentent de grands avantages économiques en raison de leur simplicité de construction et de leur durée à peu près indéfinie. Comme ils n'exigent aucun mécanisme, les frais d'entretien sont presque nuls.

Toutefois, leur capacité d'épuration étant le plus souvent limitée à 500 litres par mètre carré de surface et par vingt-quatre heures (avec trois remplissages), et certaines villes éprouvant des difficultés à trouver, dans leur voisinage immédiat, des espaces de terrains suffisants, on a été conduit à réaliser des dispositifs mécaniques permettant d'augmenter les quantités d'eau d'égout épurées sur une même surface, et de supprimer les alternances d'immersion et d'aération.

Plusieurs appareils très ingénieux ont été proposés et expérimentés dans ce but, particulièrement en Angleterre, en ces derniers temps. Certains d'entre eux méritent d'être connus car, malgré leur prix généralement assez élevé, ils sont susceptibles d'un emploi avantageux, surtout dans les villes de peu d'importance, dans les établissements collectifs isolés (hôpitaux, sanatoriums, casernes, collèges) et dans la plupart des industries (sucreries, brasseries, distilleries, amidonneries, tanneries, etc.).

Il importe donc que nous en fassions une brève étude, et que nous exposions les résultats de nos expériences à leur sujet.

Remarquons tout d'abord que la filtration réellement *con-*

tinue sur un même lit bactérien est impossible à réaliser, parce
que les scories constamment mouillées d'eau d'égout ne tarderaient pas à perdre le pouvoir de fixer les matières organiques dissoutes. Il est indispensable que l'air puisse pénétrer
jusque dans la profondeur de leurs pores, pour que les microbes qui s'y abritent et s'y multiplient soient en mesure d'accomplir leur fonction d'oxydation. On est donc toujours obligé
d'interrompre l'arrosage des scories à des intervalles plus ou
moins rapprochés pour leur permettre de s'égoutter complètement. C'est pourquoi il n'existe pas, à proprement parler, de
lits bactériens *continus*.

Mais on est parvenu à combiner certains dispositifs qui permettent, soit le déversement en pluie des eaux d'égout, pendant
des périodes plus ou moins longues, à la surface des lits bactériens, soit l'arrosage intermittent et automatique des diverses
portions de la surface d'un même lit. On supprime ainsi l'immersion totale des lits, c'est-à-dire les *contacts*, alternant avec
la vidange totale, et on évite la main-d'œuvre que nécessitent
l'ouverture et la fermeture des vannes.

Ces dispositifs de lits bactériens *à percolation* peuvent se
diviser en cinq groupes, suivant le mode de distribution qu'ils
emploient :

1° Les pulvérisateurs à pression ;
2° Les tourniquets hydrauliques, ou *Sprinklers* ;
3° Les nochères à renversement ;
4° L'égouttage direct ;
5° Les siphons à décharge intermittente.

1° *Systèmes pulvérisateurs.* — Le principe de ces systèmes
consiste à placer sur toute la surface d'un seul lit bactérien,
de 2 à 3 mètres d'épaisseur, une série de tuyaux métalliques
percés de distance en distance (tous les 1m.50 environ), d'un
orifice sur lequel est adapté un ajutage pulvérisateur spécial.
L'eau d'égout sortant des fosses septiques est amenée à
chaque tuyau par une *nourrice* (conduite à large section) dont
le diamètre intérieur est calculé de manière à ce que toutes
les canalisations secondaires, perpendiculairement branchées
sur elle, reçoivent une égale quantité de liquide.

Toute la surface du lit bactérien se trouve ainsi couverte

d'un réseau de becs pulvérisateurs (*fig.* 7) qui projettent
l'eau d'égout sous une pression suffisante pour obliger celle-
ci à retomber en pluie fine sur les scories. La hauteur de
chute doit être d'environ 1 mètre. L'eau traverse toute l'épaisseur du lit sans y séjourner et s'écoule aussitôt par le drai-

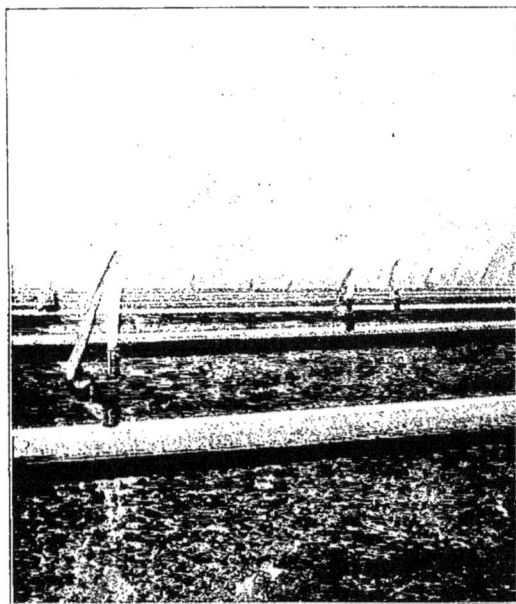

Fig. 7. -- Becs pulvérisateurs des lits bactériens, à Chesterfield.

nage sous-jacent, tout autour du lit, d'où une rigole collectrice le conduit vers un canal d'évacuation.

Plusieurs types différents de ce système sont actuellement
employés en Angleterre. Le meilleur est celui qu'on peut
voir fonctionner aux *Sewage's Works de Birmingham*. Il en
existe un autre à *Salford* (faubourg de Manchester), et un troisième à *Chesterfield* (*fig.* 8). Dans cette dernière installation,
l'eau est propulsée par *intermittences* dans les pulvérisateurs, au
moyen d'un éjecteur *Shone* à air comprimé, d'une capacité de
500 litres. Les dispositifs de ce genre sont extrêmement coûteux en raison de la multiplicité des canalisations métalliques

qu'ils nécessitent. De plus, leur fonctionnement n'est possible qu'avec des eaux parfaitement débarrassées de toutes particules de matières en suspension. L'effluent des fosses septiques, avant d'y être admis, doit être soigneusement décanté dans des appareils *Dortmund*, ou au moyen d'un filtre dégrossisseur. Encore est-il difficile d'éviter, malgré ces précautions, que les becs pulvérisateurs s'obstruent, et on est obligé de les surveiller continuellement.

En revanche, grâce au mélange très intime d'une grande quantité d'air à l'eau d'égout, et grâce à la répartition de celle-ci en fines gouttelettes sur toute la surface du lit bactérien, l'oxydation des matières organiques s'effectue d'une manière absolument parfaite. On obtient un effluent dont le coefficient d'épuration peut atteindre 92 et même, dans certains cas, 96 pour 100, avec un débit d'un mètre cube environ par mètre carré de surface et par vingt-quatre heures.

2° *Tourniquets hydrauliques, ou Sprinklers.* — Ces appareils utilisent le principe physique bien connu du tourniquet hydraulique. L'eau à épurer arrive au centre d'un lit bactérien circulaire, dans l'axe d'un distributeur à deux ou quatre bras. Ceux-ci sont constitués par des tuyaux métalliques fermés à leur extrémité libre et percés de trous latéraux de petites dimensions, en nombre de plus en plus grand du centre à la périphérie.

Les figures 9 et 10 en indiquent le fonctionnement. L'eau, en s'échappant par les orifices, tombe en jets minces et obliques sur les scories, et produit la rotation continue du système autour de l'axe central.

Pour éviter l'usure rapide de cet axe et pour assurer son étanchéité, les ingénieurs sanitaires anglais ont imaginé divers mécanismes. C'est ainsi que le Sprinkler de *Candy-Whittaker-Bryant* tourne dans une cuvette pleine de mercure : les frottements sont, par suite, réduits au minimum.

Le Sprinkler *Adams'*, connu sous le nom de « *Cresset* » *distributor*, tourne dans une chambre à air entre deux joints hydrauliques. Celui de *Mather and Platt* est actionné par une turbine axiale que l'eau d'égout elle-même met en mouvement[1].

---

[1] Beaucoup de villes anglaises emploient des Sprinklers de divers systèmes pour distribuer leurs eaux d'égout sur des lits bactériens : on peut les voir

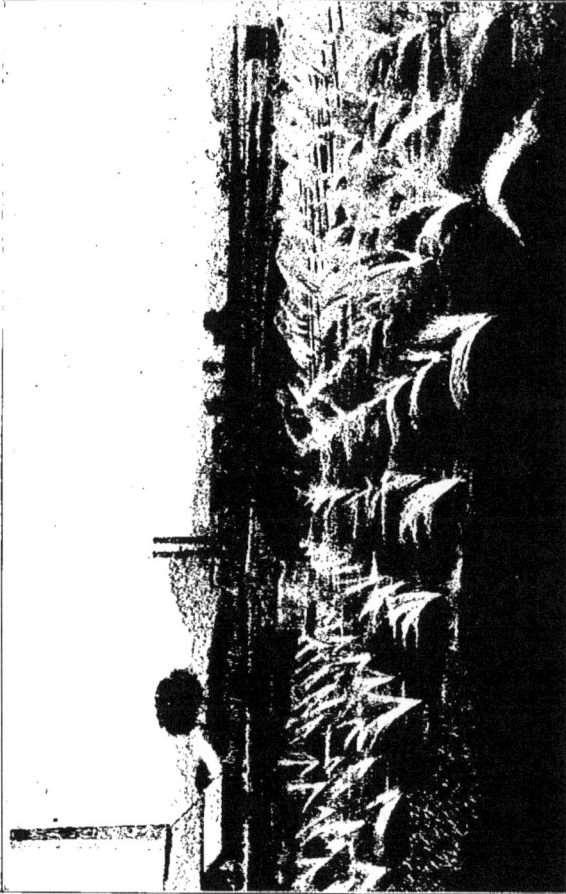

Fig. 8. — Lit bactérien à becs pulvérisateurs de Chesterfield.

Dans tous ces appareils, les bras du distributeur sont maintenus horizontaux à la surface du lit bactérien, au moyen de guides métalliques ou « haubans » suspendus au sommet d'un prolongement vertical de l'axe. Leur mouvement de rotation est plus ou moins rapide suivant la pression de l'eau.

Malheureusement, les Sprinklers sont quelquefois contrariés par les vents, de sorte que l'eau n'est pas toujours distribuée uniformément sur les diverses portions des lits.

Les résultats de l'épuration fournis par les lits arrosés de cette manière sont, en général, très satisfaisants, et leur débit est considérable; celui-ci dépasse parfois $1^{mc},200$ par mètre carré et par jour. Les seuls reproches qu'on puisse leur adresser sont d'être coûteux et de nécessiter une surveillance constante pour éviter que les orifices très petits par où l'eau s'écoule viennent à s'obstruer.

M. Candy affirme obtenir des effets d'épuration plus parfaits en intercalant, entre deux couches de scories, dans le lit bactérien à Sprinkler, une couche de 20 à 50 centimètres d'épaisseur de *carboferrite* ou *polarite*, substance poreuse obtenue par la calcination du carbonate de fer naturel [1].

Nos expériences personnelles nous ont convaincu de l'inutilité de cette complication. Déjà après quelques semaines de mise en marche, les pores très fins du carboferrite sont obstrués par les zooglées de microbes, et les effets d'oxydation un peu plus intense qu'on observe au début cessent alors de se produire. Il vaut beaucoup mieux, selon nous, garnir les lits bactériens uniquement avec des scories ou mâchefer, dont le prix est beaucoup moins élevé, et qu'il est facile de se procurer partout.

5° *Gouttières à renversement.* — Le colonel *Ducat*, de Londres, a fait construire pour essais, à Leeds, un filtre qu'il destinait à l'épuration de l'eau d'égout brute, sans passage préalable par fosse septique. Ce filtre, de 45 mètres carrés de surface, avait une hauteur de 3 mètres. Les parois étaient

fonctionner près de Londres, à Uxbridge, à Darley-Abbey, à York, à Chester et dans les Sewage's Works de Birmingham où presque tous les modèles sont essayés comparativement.

[1] Le carboferrite renferme, pour 100 parties, environ 54 de peroxyde de fer et d'oxyde magnétique, 6 d'alumine, 7 de magnésie et 25 de silice.

entièrement formées de tuyaux de drainage de 50 centimètres de longueur et de 12 centimètres de diamètre extérieur. L'in-

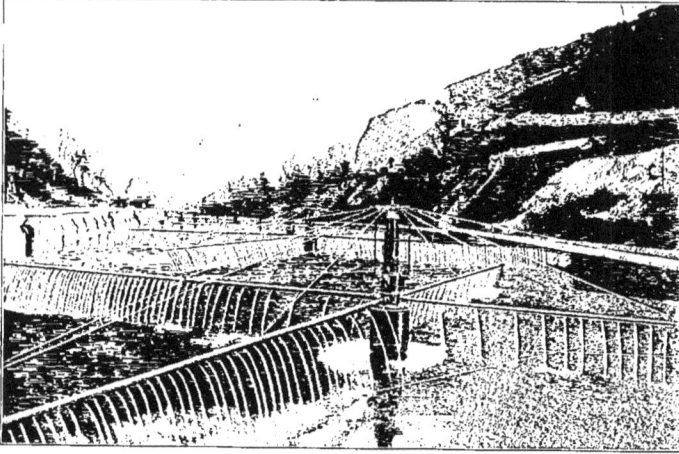

Fig. 9. — Lits bactériens à *Sprinklers* d'Adam's.

térieur, rempli de scories, était traversé à différents étages par

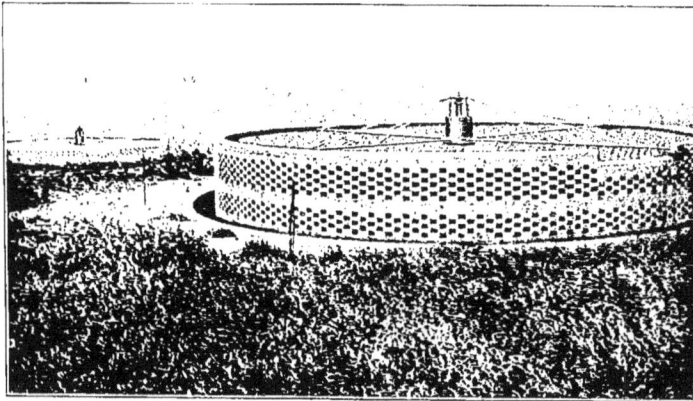

Fig. 10. - Lits bactériens à *Sprinklers* (Walsall).

des tubes où circulait de l'eau chauffée à 25 degrés centigrades au moyen d'un thermo-siphon, afin d'entretenir dans toute la

masse de scories la température la plus favorable à la nitrification.

A la surface, l'eau d'égoût se déversait alternativement sur
chacune des sections du lit, au moyen de gouttières à renversement automatique. Les résultats de l'épuration furent satisfaisants au début, avec une marche de dix heures sur vingt-
quatre, et un débit de 1200 litres par mètre carré et par jour.
Mais, un mois après la mise en service, les scories superficielles commencèrent à se colmater et le fonctionnement dut
être interrompu.

Le coût extrêmement élevé de ce système rendait d'ailleurs
son emploi impossible.

Tout récemment, d'autres ingénieurs anglais ont adapté le
même principe des gouttières à renversement à la construction
des distributeurs automatiques en forme de moulins mobiles
soit autour d'un axe central, comme les *Sprinklers*, soit sur des
surfaces rectangulaires au moyen d'un va-et-vient monté sur
rails métalliques.

L'un des meilleurs dispositifs de ce genre est le distributeur
rotatif de *Fiddian*, qu'on peut voir fonctionner en Angleterre,
à Walsall, à Birmingham, à Liverpool, et en France dans
notre station expérimentale de la Madeleine-Lille, où nous en
avons fait installer un à titre d'essai (*fig.* 11 et 12).

Il se compose d'une roue cylindrique, de 25 à 38 centimètres
de diamètre, dont toute la surface porte une série d'augets.
Le remplissage successif de ceux-ci détermine un mouvement
circulaire d'autant plus rapide que l'eau à épurer arrive en
plus grande quantité. L'alimentation des augets s'effectue par
des déversoirs formant vases communicants avec un réservoir axial. Les augets se vident successivement à la surface
des scories au fur et à mesure que la rotation de l'appareil
s'effectue (2 fig.).

L'ensemble du lit bactérien, portant son distributeur rotatif
sur rail, a seulement 2m,20 de hauteur environ, pour une épaisseur de 1m,75 de scories (Voir *Planche I*, *IJ* et *Planche II*, coupe
sur IJ).

Il ne doit recevoir que des eaux préalablement débarrassées
des matières en suspension, par un séjour convenable en
fosse septique. Les effets d'épuration sont aussi parfaits qu'on

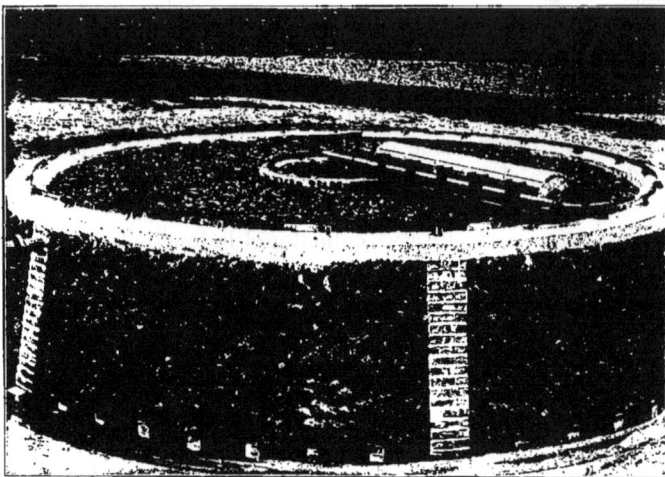

Fig. 11. — Lit bactérien et distributeur automatique *Fiddian*, à Liverpool.

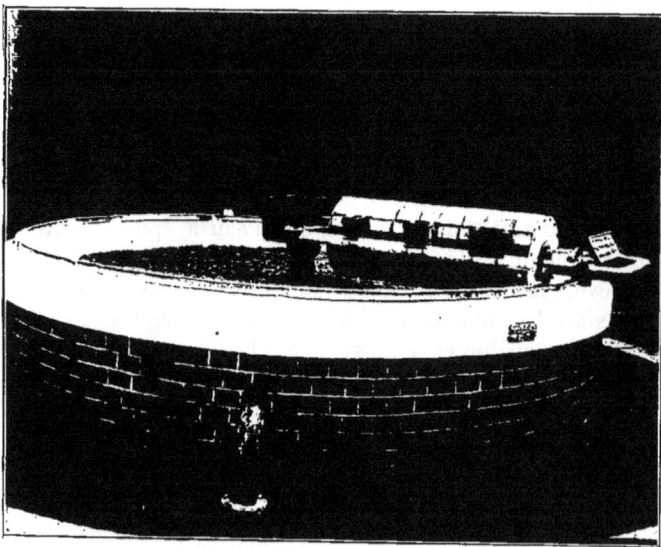

Fig. 12. — Lit bactérien et distributeur automatique *Fiddian*
à la station expérimentale de la Madeleine.

peut le désirer : le coefficient varie de 80 à 92 pour 100 avec un débit moyen de 1200 litres par mètre carré de surface et par jour, dans nos expériences de la Madeleine. L'eau épurée se montre toujours absolument claire et imputrescible, et cependant l'appareil marche sans discontinuité jour et nuit depuis trois mois.

Voici les résultats moyens de nos analyses effectuées sur l'effluent du *Fiddian* 8 jours, 15 jours et 1 mois et demi après sa mise en service, le liquide épuré provenant des mêmes fosses septiques que celui de nos lits de contact.

	Après 8 jours.	Après 15 jours.	Après 45 jours.
Matières organiques en solution. . .	535	425	455
Matières minérales en solution . . .	765	755	910
Oxygène absorbé en 3 minutes . . .	$1^{mgr},6$	$3^{mgr},6$	$2^{mgr},4$
— 4 heures. . . .	$6^{mgr},$	$15^{mgr},2$	$7^{mgr},6$
Oxygène absorbé après 5 jours d'incubation à 30°.	$7^{mgr},6$	$2^{mgr},8$	2^{mgr}
Matières organiques dosées au permanganate. ⎰ Solution acide . .	$18^{mgr},4$	$20^{mgr},4$	$15^{mgr},6$
⎱ Solution alcaline.	$12^{mgr},0$	$18^{mgr},2$	$10^{mgr},8$
Carbone organique en CO_2.	24^{mgr}	60^{mgr}	34^{mgr}
Ammoniaque libre ou saline.	$1^{mgr},6$	$3^{mgr},5$	$0^{mgr},4$
Azote organique (en ammoniaque). .	$3^{mg},6$	$7^{mgr},9$	$5^{mgr},6$
Nitrites en Az^2O^3.	$1^{mgr},5$	traces	$1^{mgr},4$
Nitrates en Az^2O^5	50^{mgr}	25^{mgr}	40^{mgr}

L'ensemble de ces résultats apparaît plus nettement à la lecture du graphique ci-après (*Graph.*, n° 24).

La nitrification s'est donc établie très rapidement et d'une manière très active dans le lit alimenté par le distributeur Fiddian. Au point de vue bactériologique, nous avons constaté également que le nombre des microbes est beaucoup plus faible que dans l'effluent des lits de contact : 1 400 000 germes cultivables en gélatine peptonée, comptés le 5ᵉ jour et 400 000 germes liquéfiants.

Cet appareil automatique de distribution, robuste et insensible à l'action des vents, nous paraît donc intéressant à signaler. On en construit de très grandes dimensions qui, au lieu de tourner sur un axe, se meuvent transversalement et d'une manière automatique sur de vastes lits rectangulaires.

Nous pensons toutefois que, si les distributeurs de ce genre peuvent rendre des services dans les installations urbaines de peu d'importance et surtout dans les casernes, collèges ou châteaux, les grandes villes auront toujours avantage à éviter les appareils mécaniques susceptibles d'exiger des réparations fréquentes ou nécessitant [des arrêts de fonctionnement.

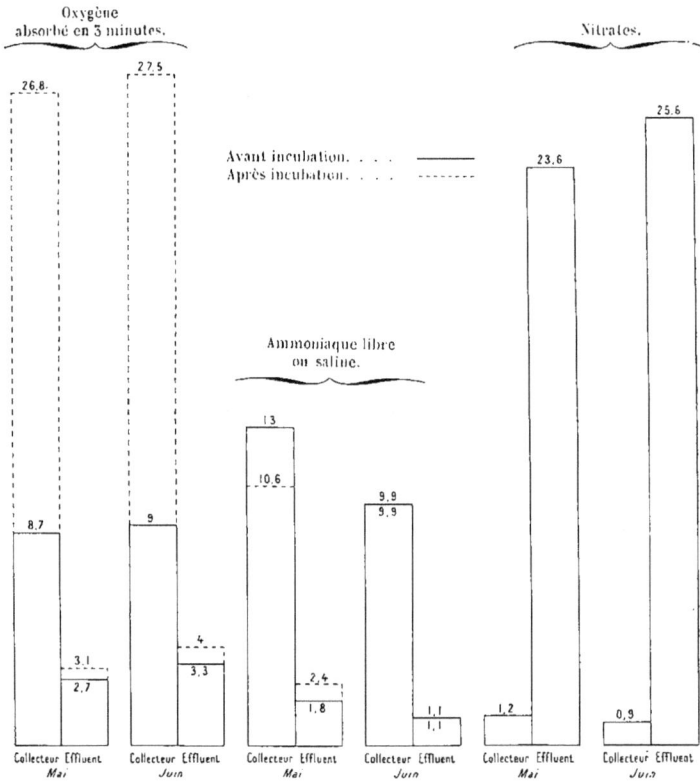

Oxygène
absorbé en 3 minutes.

Nitrates.

26.8.

27.5.

25.6

Avant incubation. . . . ———
Après incubation. . . . --------

23.6

Ammoniaque libre
ou saline.

13

10.6

9.9
9.9

8.7

9

3.1
2.7

.4.
3.3

2.4.
1.8

1.1
1.1

1.2

0.9

Collecteur Effluent
Mai

Collecteur Effluent
Juin

Collecteur Effluent
Mai

Collecteur Effluent
Juin

Collecteur Effluent
Mai

Collecteur Effluent
Juin

Graphique n° 21. — *Épuration biologique par lit bactérien à percolation*
(*distributeur automatique Fiddian*).

4° *Égouttage direct.* — *M. Stoddart, de Bristol,* a préconisé un mode de distribution par égouttage direct qui consiste à placer sur toute la surface des lits bactériens, et à une faible distance des scories, une sorte de couverture en tôle ou en zinc, creusée de gouttières parallèles dont les arêtes sont percées de petites fenêtres losangiques. De chacune de ces ouver-

tures, plusieurs pointes, dirigées en bas, servent de conduc-
teurs aux gouttelettes liquides. Cette disposition empêche les
particules solides entraînées hors de la fosse septique d'obstruer les orifices : elle se déposent au fond des gouttières,
d'où on peut les expulser de temps en temps avec une simple
brosse.

Malgré sa simplicité, ce système ne s'est pas répandu : il
présente l'inconvénient de gêner la libre circulation de l'air à
la surface des lits, et on a constaté à diverses reprises que les
gouttières sont fréquemment envahies par une abondante
végétation de moisissures qui ne tardent pas à intercepter la
circulation de l'eau. D'autre part, son prix de revient est trop
élevé pour qu'on puisse songer à l'appliquer sur des lits bactériens de grandes dimensions.

5° *Siphons a décharge intermittente.* — La plupart des appareils que nous venons de décrire nous ayant paru difficilement
utilisables dans les installations urbaines de quelque importance, soit à cause de leur prix trop élevé, soit en raison de la
complexité de leur mécanisme, nous avons dû chercher à combiner un mode de distribution qui pût être employé partout à
peu de frais et en supprimant aussi complètement que possible
toute dépense d'entretien et de main-d'œuvre.

Nous estimons y être parvenus en adoptant de simples
siphons à amorçage lent et à déversement rapide, de manière
à réaliser une véritable *percolation intermittente* des lits bactériens.

Notre dispositif consiste à placer soit au centre, soit sur
l'un des bords des lits bactériens, de distance en distance, un
ou plusieurs siphons semblables à ceux que l'on emploie pour
les chasses automatiques des water-closets, mais spécialement construits en vue de réduire au minimum leur hauteur.
Celle-ci peut, à la rigueur, ne pas dépasser 0^m,20, de telle sorte
qu'il n'est pas nécessaire de disposer d'une chute considérable. Une dénivellation de 2 mètres au total, depuis la sortie
de la fosse septique jusqu'à l'assise du lit bactérien suffit au
besoin.

Nos siphons, alimentés chacun par un déversoir de trop
plein d'un canal distributeur, s'amorcent en un temps variable
et réglable à volonté, au moyen d'un diaphragme (en 5 à

15 minutes par exemple). Ils évacuent ensuite en 50 ou 50 se-
condes un volume d'eau déterminé (de 20 litres à 1 mètre cube
ou davantage) *directement* dans des rigoles creusées à la surface du lit bactérien ou dans des nochères en poteries per-
forées de fentes et posées à plat sur celui-ci.

La vague d'eau ainsi évacuée s'infiltre dans la masse des
scories sur toute la hauteur du lit bactérien. Elle sort au bout
de quelques minutes, débarrassée des matières organiques
qui restent fixées sur les scories, et entraînant les nitrates
solubles formés. Le lit bactérien auquel on doit donner une
épaisseur minima de 1^m.75, est donc mouillé puis aéré de haut
en bas par périodes successives dont on peut déterminer exactement l'intermittence.

Un appareil de ce genre installé pour essai dans notre station expérimentale de la Madeleine sur un lit bactérien de
1^m,50 d'épaisseur et de 7 mètres carrés de surface, avec un
débit de 1 mètre cube par mètre carré et par jour, fonctionne
depuis trois mois sans la moindre interruption (planche I, lit
a' et planche II, coupe sur G II). Il nous a donné des résultats
si satisfaisants que nous nous sommes décidés à transformer
toute une moitié de notre installation de lits de contact en
lits continus alimentés par ce mode de distribution automatique d'une extrême simplicité.

Nous avons adapté le même système à l'épuration d'eaux
résiduaires de diverses industries, en particulier à l'épuration
des vinasses de distillerie. Un prochain mémoire exposera
en détails les recherches que nous poursuivons à ce sujet.

CHAPITRE VIII

EXPÉRIENCES RELATIVES A L'ÉPURATION DES EAUX D'ÉGOUT PAR LES PROCÉDÉS CHIMIQUES

Par le professeur A. BUISINE, *directeur de l'Institut de chimie de la Faculté des sciences de Lille.*

On sait depuis longtemps que, si l'on ajoute en proportion convenable certains réactifs chimiques à de l'eau contaminée, il se forme, par double décomposition entre le réactif et certains sels contenus dans l'eau, un précipité qui d'abord englobe toutes les matières en suspension et, en outre, enlève à l'eau une portion plus ou moins grande des matières organiques qu'elle renferme en dissolution.

Il en résulte que l'eau est ainsi clarifiée et plus ou moins épurée.

De nombreux réactifs ont été proposés dans ce but et des expériences, dont quelques-unes très intéressantes, ont été faites sur des eaux diverses, eaux industrielles ou eaux d'égouts, pour établir leur degré d'efficacité.

Mais, sauf dans quelques cas spéciaux, par exemple pour certaines eaux industrielles, ces procédés n'ont pas reçu d'applications importantes.

Cela tient à plusieurs causes : d'abord l'efficacité de certains réactifs laisse beaucoup à désirer et, par suite, l'eau traitée n'est pas suffisamment débarrassée des matières organiques qu'elle renferme en dissolution pour qu'elle soit rendue imputrescible.

D'autres, il est vrai, sont plus actifs, mais alors, le plus souvent, le prix du réactif est trop élevé. Son emploi porte le prix de revient de l'épuration au-delà des limites qu'on peut atteindre dans la pratique.

Un autre reproche qu'on fait à ces procédés et qui leur est général, c'est qu'ils fournissent des quantités importantes de résidus boueux dont il est souvent difficile de se débarrasser.

Aujourd'hui les conditions sont un peu changées et plus favorables aux procédés chimiques.

D'abord on a réalisé de grands progrès dans la fabrication de certains réactifs proposés pour l'épuration des eaux et l'industrie les fournit à des prix très abordables.

Tels sont, par exemple, les sels ferriques, le chlorure de chaux, le permanganate de chaux, pour ne citer que les plus efficaces.

De plus on a créé pour l'application de ces procédés des appareils bien compris, faciles à régler, d'un fonctionnement aussi simple que possible et pouvant se prêter au traitement de grands volumes d'eau.

Enfin, on a maintenant des appareils pratiques pour l'essorage et le séchage des boues qui, suivant leur composition, peuvent être utilisées comme combustible ou en agriculture.

D'autre part, on a proposé, surtout pour compléter l'épuration de l'eau préalablement traitée par le réactif chimique, l'emploi de certaines matières solides telles que les oxydes de fer, la polarite, etc., qui agissent par leurs propriétés plus ou moins comburantes sur les matières organiques restant dans l'eau.

Ajoutons que, dans certaines installations récentes, on a cherché à combiner les procédés chimiques aux procédés biologiques.

Afin d'étudier dans son ensemble le problème de l'épuration des eaux résiduaires, M. le docteur Calmette a eu l'idée d'installer à côté des systèmes biologiques, qu'il expérimente sur les eaux de la Madeleine, les procédés basés sur l'emploi des réactifs chimiques.

Il nous offrit de nous charger de l'installation des appareils et de la direction des essais.

Cette proposition nous a séduit et nous l'avons acceptée avec le plus grand plaisir.

On n'est pas, à notre avis, exactement fixé sur la valeur des procédés chimiques dont quelques-uns sont extrêmement efficaces et méritent d'être plus connus.

D'ailleurs, dans certains cas, l'épuration chimique s'impose.

Il est des eaux résiduaires qu'on ne peut épurer que par les procédés chimiques.

D'autre part, les procédés chimiques peuvent quelquefois avantageusement précéder les procédés biologiques.

Le programme que nous avons dressé pour ces expériences comprend :

1° l'essai des divers réactifs qui ont été proposés au point de vue de l'efficacité, du prix de revient, de la facilité d'emploi, etc.

2° L'essai ultérieur de la filtration simple ou des matières filtrantes ayant une action chimique.

3° L'essai des procédés chimico-bactériens.

Ce programme est vaste.

Il nécessite avant tout un appareil disposé de façon à permettre l'emploi des différents réactifs seuls ou combinés et dont les différentes parties soient isolées afin de pouvoir suivre et étudier les phases successives de l'opération, l'agitation du mélange, la décantation, la filtration, etc.

C'est ce que nous avons essayé de réaliser.

DESCRIPTION DE L'APPAREIL.

Pour répondre à ces desiderata, nous avons étudié la disposition à donner à chaque partie de l'appareil, puis nous avons dressé un plan d'ensemble de l'installation (fig. 15).

Ce plan a été exécuté par M. Vermont, entrepreneur pour la partie en maçonnerie et en ciment armé et par M. Degoix, ingénieur-constructeur pour la partie mécanique.

M. Calmette mit à notre disposition pour cette installation une portion du terrain qu'il avait loué pour ses essais, de 20 mètres de longueur sur 6 mètres de largeur, soit 120 mètres carrés, située à la partie la plus élevée du terrain.

Comme il était nécessaire d'abriter une partie des appareils : le réservoir, le distributeur de réactifs, le moteur, la

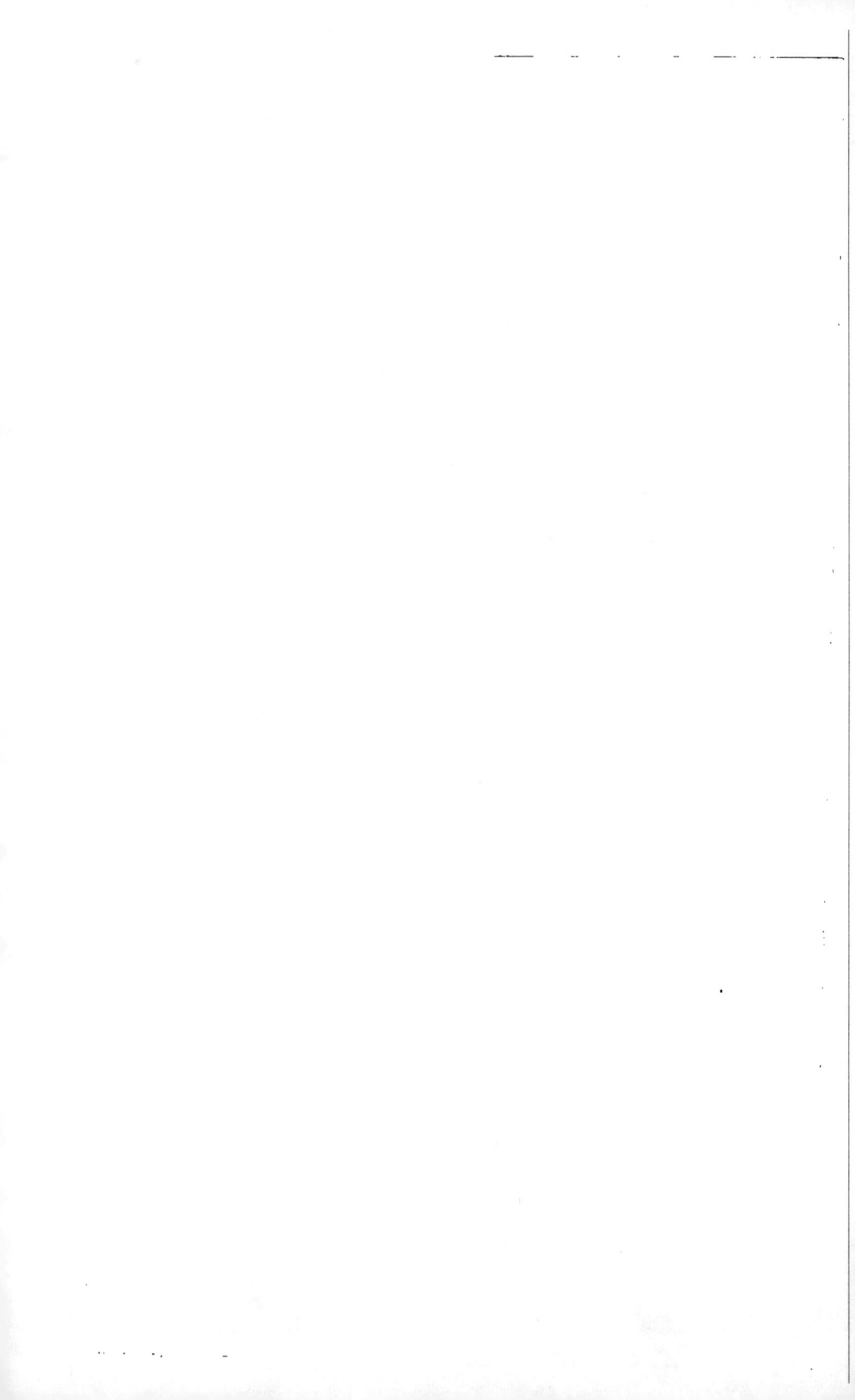

Coupe transversal

(en longueur)

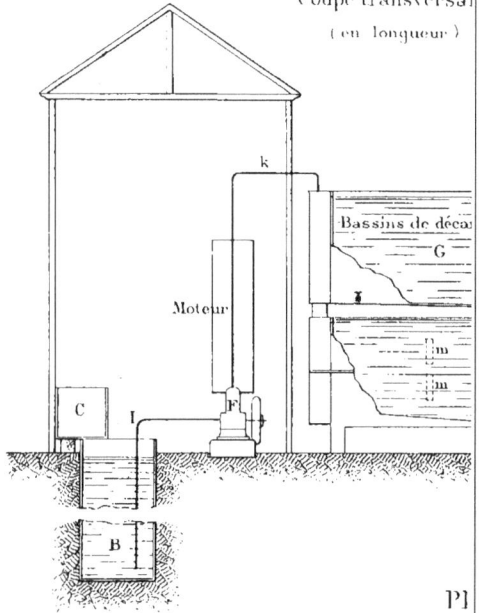

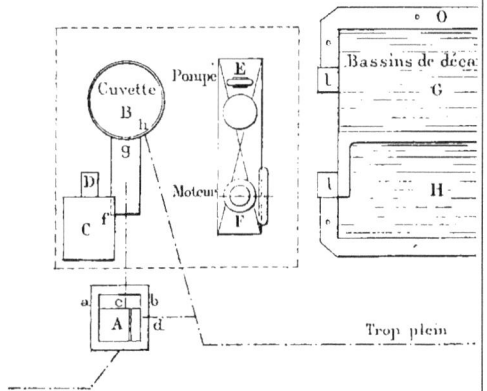

STATION EXPÉRIMENT

Dispositif d'appai

des

E. Morieu. Gr.

MASSC

Coupe transversale des bassins
de décantation (en largeur)

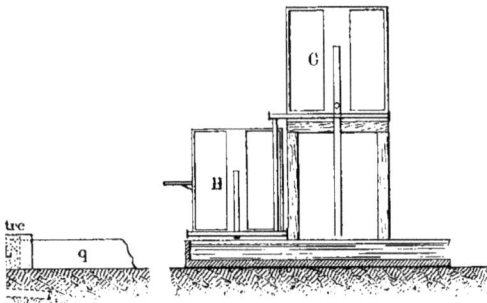

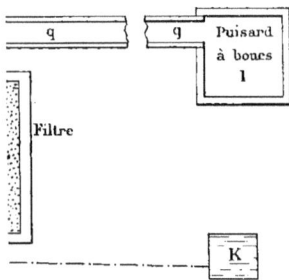

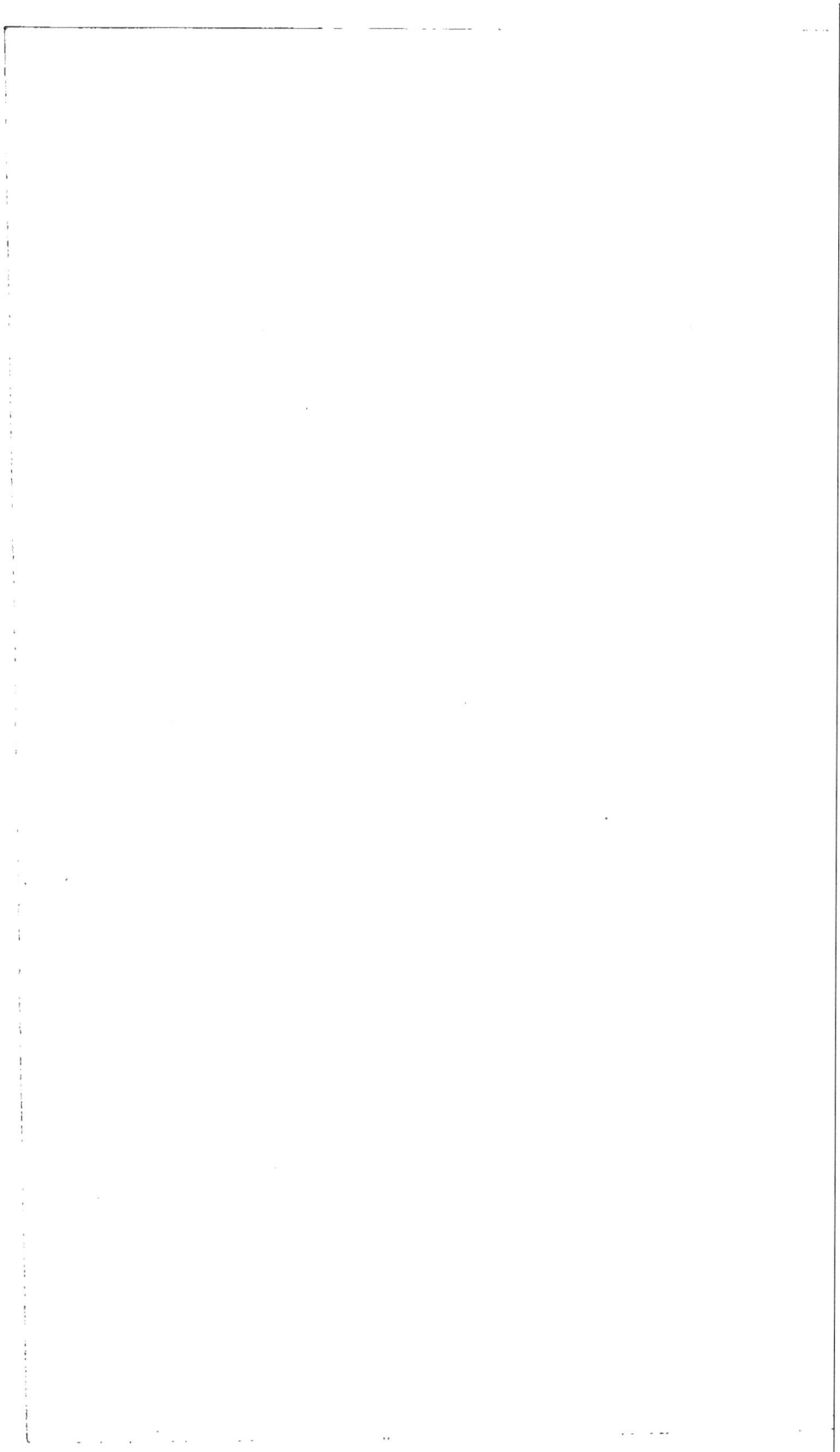

pompe, etc., on construisit à cet effet un petit bâtiment en planches de 4 mètres sur 4 mètres. Le reste, les bassins de décantation, le filtre, la fosse à boue, etc., est disposé à la suite en plein air.

Nous n'avons pas employé tout le terrain mis à notre disposition; il reste disponible une portion de 8 mètres sur 4 mètres, soit 52 mètres de surface réservée pour l'installation d'un lit bactérien, dans le cas où l'on désirerait étudier l'épuration chimico-bactérienne de l'eau.

Étant donnée la disposition du terrain, nous n'avons pas pu faire circuler l'eau dans la série des appareils par simple gravitation, ce qui avait pu heureusement être réalisé par M. Calmette dans son installation.

Le terrain dont nous disposons étant horizontal, il a fallu faire usage d'un appareil élévatoire pour assurer cette élévation.

C'est une complication coûteuse, mais qui s'impose dans la majeure partie des cas. Dans notre prix de revient, nous ne tiendrons pas compte de la dépense occasionnée par l'installation de ces appareils et leur fonctionnement; cette dépense, quand elle est rendue nécessaire par la disposition du terrain, étant la même dans tous les systèmes.

Nous prenons l'eau telle qu'elle arrive de l'égout de la Madeleine.

Les appareils ont été calculés pour le traitement de 10 mc³ d'eau environ à l'heure.

Une canalisation spéciale, souterraine, commandée par une vanne à l'origine, prend l'eau à l'endroit même où se trouve la prise qui alimente les fosses septiques de M. Calmette et l'amène à nos appareils.

Cette canalisation débouche dans un premier puisard A destiné à arrêter les corps étrangers plus ou moins volumineux en suspension dans l'eau et qui pourraient empêcher le fonctionnement de la pompe.

Pour cela, une cloison *ab* formée d'une grille suivie d'une toile métallique, partage le puisard en deux portions et retient les corps en question.

L'eau sort du puisard par une ouverture circulaire, pratiquée dans une tôle pleine, calculée de façon à correspondre aussi exactement que possible au débit de la pompe, pour la hauteur normale de l'eau dans le puisard (10 mc^3 à l'heure).

Ce puisard porte d'ailleurs un trop plein d qui assure l'élimination de l'eau en excès quand la pression est supérieure à la moyenne.

Un petit tronçon de canalisation souterraine ef amène ainsi l'eau sous un débit connu et constant dans un caniveau fg cimenté, à ciel ouvert, de 25 centimètres de haut sur 25 centimètres de large, placé dans le bâtiment en planches, sous les appareils distributeurs de réactif et aboutit à un nouveau puisard B où elle se déverse.

Dans le cours de son trajet dans le caniveau, l'eau reçoit, en quantité calculée, la solution du réactif qu'on doit y ajouter pour l'épurer.

Appareil de distribution du réactif.

Le distributeur de réactif doit fournir un débit constant de liquide épurateur.

Ce débit est réglé sur le volume de l'eau qui passe dans un temps donné et sur son degré de contamination.

Ce dernier facteur est très variable. Il faut donc pouvoir modifier ce débit suivant les besoins et le changement doit pouvoir être fait rapidement et facilement; en outre cet appareil doit être très sensible.

Nous avons abandonné l'idée des déversoirs comme moyen de mesure et de réglage. Pour des installations importantes, c'est un excellent procédé, mais pour de petits débits, comme ceux de nos appareils, ce système n'est pas commode et manque de précision. Dans ces conditions, nous avons préféré le robinet à cadran.

Le système de distribution comprend d'abord un réservoir C pour le réactif. Ce réservoir est une caisse en bois doublée de plomb, de 1 mc^3 environ de capacité.

A la partie inférieure se trouve une ouverture à laquelle est adaptée un robinet actionné par un levier commandé lui-même par un flotteur.

Le liquide amené par ce robinet tombe dans un second

bac D en bois doublé de plomb, de 50 centimètres de longueur sur 50 centimètres de largeur et 40 centimètres de profondeur.

Le flotteur, qui est une petite pièce de bois pleine, s'élève à mesure que le niveau du liquide monte dans ce bac et, quand il a atteint une certaine hauteur, le levier relié au flotteur prend une position qui ferme le robinet d'alimentation.

Le niveau du liquide dans le bac D sera donc fixe, ce qui est indispensable pour assurer un débit constant au robinet d'écoulement. A la partie inférieure de ce bac se trouve en effet une ouverture à laquelle est fixée un tube en plomb terminé par un robinet à cadran, dont l'ouverture est placée au-dessus du caniveau fg.

Le réactif tombe ainsi directement en quantité constante dans l'eau à épurer qui coule en quantité également constante dans le caniveau.

Pour faciliter le mélange, le bec du robinet s'engage dans un tube en plomb qui se termine par une pièce très aplatie en forme d'éventail, de sorte que le réactif tombe en nappe mince sur toute la largeur du caniveau.

En outre, on peut placer dans le caniveau un ou plusieurs petits moulinets en bois, dont l'axe repose sur de petites ouvertures pratiquées dans les parois verticales; ceux-ci, en tournant sous l'influence du courant, assurent un mélange plus intime du réactif et de l'eau.

Le réglage du débit est des plus simples : le robinet porte un cadran horizontal gradué; à la clef est fixée une aiguille qui prend sur le cadran des positions variables avec le débit. Ces positions ont été une fois pour toutes repérées expérimentalement et les indications de l'aiguille donnent le débit en litres, à la minute par exemple.

Étant donnée la nature des liquides plus ou moins corrosifs que l'appareil débite, la robinetterie est en plomb antimonié, qui résiste bien.

Moteur et pompe.

L'eau épurée, additionnée de réactif, arrive donc dans le puisard B.

C'est une cuve cylindrique en ciment de $1^m,15$ de diamètre sur $1^m.70$ de profondeur au-dessous de l'arrivée de l'eau.

Elle porte d'ailleurs un trop plein h qui permet au cas d'un afflux d'eau imprévu, supérieur au débit de la pompe, d'éliminer l'excès et d'éviter les accidents qui en résulteraient.

De ce puisard, le mélange est refoulé dans les bassins de décantation.

Pour cela, il faut une pompe et un moteur pour l'actionner.

La canalisation du gaz ne passant pas à proximité de l'usine, nous avons dû nous contenter d'un moteur à essence de pétrole F.

Au moyen d'une courroie, celui-ci actionne une petite pompe centrifuge E, dont le tube d'aspiration I plonge jusqu'au fond du puisard, et le tube de refoulement k débouche dans le bassin supérieur de décantation.

Le débit de la pompe a été déterminé expérimentalement une fois pour toutes.

Le moteur marchant à raison de 240 tours à la minute (sa vitesse moyenne), la pompe débite 10 m^c à l'heure.

Le tube de refoulement de la pompe porte une dérivation munie d'un robinet, permettant de faire revenir dans le puisard tout ou partie du liquide qui a passé par la pompe. Cette addition a été faite en vue d'étudier l'effet de l'agitation sur le liquide chargé du précipité formé par le réactif. De cette façon, en effet, on peut faire repasser plusieurs fois le liquide dans la pompe et suivre l'action de l'agitation violente qu'elle lui imprime sur la forme du précipité, observation qui a son importance au point de vue de la décantation.

Décantation.

Les deux bassins de décantation, dans lesquels est ainsi amené le liquide, sont disposés côte à côte, l'un étant plus élevé que l'autre, de façon que le contenu du bassin supérieur G puisse se déverser directement dans l'autre H.

Ces deux bassins ont été construits en ciment armé. Ils sont de même dimension : 4 mètres de longueur sur 2 mètres de largeur et $1^m,50$ de profondeur; leur contenance est donc de 12 mc^3 environ.

Le fond est légèrement incliné vers une vanne placée à la partie inférieure d'une des petites parois verticales n. Sur l'une des grandes parois verticales de chaque bassin, dans le sens de la hauteur, on a encastré des glaces, grâce auxquelles on peut suivre le dépôt du précipité.

Une galerie latérale, également en ciment armé O, fixée à mi-hauteur des bassins, permet de circuler autour de ceux-ci.

L'eau refoulée par la pompe n'entre pas directement dans le bassin; elle arrive dans une cheminée 1, latérale à une petite paroi verticale, au fond du bassin sans produire d'agitation.

Les deux bassins de décantation peuvent fonctionner ensemble ou isolément, selon les besoins, d'une façon continue ou intermittente.

Dans le premier cas, quand le bassin supérieur est plein, le liquide excédant s'écoule par un déversoir p ménagé sur une petite paroi verticale un peu moins élevée que les autres. Le liquide glisse sur la paroi inclinée p et tombe dans une rigole en zinc qui le conduit à l'entrée de la cheminée du deuxième bassin.

Celui-ci se remplit peu à peu à son tour et son trop plein se déverse de la même façon.

Il peut être rejeté directement par le canal de l'eau épurée ou conduit d'abord au filtre dont nous parlerons plus loin.

Quand un bassin fonctionne isolément et d'une façon intermittente, on décante l'eau claire par un tube de décantation muni d'un flotteur dont l'extrémité débouche à la partie inférieure du bassin et amène l'eau à la conduite d'évacuation de l'eau épurée.

Enfin, une vanne de fond n permet d'évacuer les dépôts qui se sont accumulés à la partie inférieure des bassins : un canal spécial q conduit ces dépôts dans une fosse à boue l, d'où on peut les reprendre pour les utiliser. Dans le cas où l'on voudrait expérimenter un nouveau réactif sur l'eau décantée du bassin supérieur, une petite plate-forme a été ménagée pour placer un distributeur de réactif déversant son contenu dans la cheminée d'alimentation du bassin inférieur où arrive l'eau en question.

L'eau épurée se déverse dans un premier puisard à air libre J, puis elle est menée par une conduite souterraine dans un petit bassin K, creusé dans le sol et cimenté, qui se remplit d'eau; l'excès est éliminé par un trop plein dans la conduite d'évacuation. C'est là qu'on voit, sous une certaine épaisseur, l'aspect de l'eau résultant du traitement chimique et qu'on vient prélever les échantillons destinés à l'analyse.

Ainsi disposés, les bassins de décantation permettent de faire tous les essais désirables et toutes les déterminations nécessaires sur la décantation.

Filtre.

Comme complément de la décantation, il est quelquefois nécessaire de faire passer l'eau sur un filtre grossier qui la rend beaucoup plus limpide en retenant des traces d'un précipité très léger qui est resté en suspension, et qu'il est difficile de séparer autrement.

De plus, il entre dans notre programme, ainsi qu'on l'a vu plus haut, d'étudier l'effet, sur l'eau préalablement traitée par les réactifs chimiques, de certaines matières que l'on peut employer pour garnir ces filtres; ce sont celles qui ont une action chimique, sur les produits contenus en dissolution dans l'eau. Dans ce but, immédiatement à la suite des bassins de décantation, nous avons placé une cuve en maçonnerie cimentée L de 5 mètres de longueur sur 60 centimètres de largeur et 70 centimètres de profondeur.

Pour la simple filtration de l'eau épurée, que nous avons seule étudiée jusqu'à présent, la cuve en question a été remplie de scories dont la dimension va progressivement en diminuant, depuis le fond jusqu'à la surface. L'eau venant des bassins de décantation et déversée uniformément par une conduite en zinc sur ces scories, traverse le tas et s'écoule par une tubulure placée à la partie inférieure qui est branchée sur la conduite d'évacuation de l'eau épurée.

Comme nous l'avons dit plus haut, il reste une portion de terrain libre. Nous l'avons réservée en vue d'y installer un lit bactérien pour les expériences d'épuration chimico-bactériennes.

Telle est, dans son ensemble, l'installation que nous avons aménagée en vue de nos expériences.

Ainsi disposé, l'appareil nous permet de faire tous les essais et toutes les combinaisons désirables : varier la nature du précipité, employer en même temps ou successivement plusieurs réactifs, voir l'influence de l'agitation sur la forme et la densité du précipité, déterminer le temps que met le précipité à se déposer, étudier les différents systèmes de décantations continue ou intermittente, voir l'effet du filtre garni de différentes façons sur la limpidité et la pureté de l'eau, enfin recueillir les boues d'épuration, en déterminer la quantité et la composition.

Ce sont autant de données nécessaires pour établir le projet d'une installation définitive.

Les différents éléments de l'appareil étant isolés, on peut suivre exactement ce qui se passe dans chacun d'eux et l'effet qu'il produit. C'est essentiellement un appareil d'expériences.

Dans une installation définitive, pour une eau déterminée, avec un réactif déterminé, il pourrait être simplifié.

Un des avantages que nous croyons devoir faire ressortir dès maintenant, c'est la surface très restreinte de terrain nécessaire pour l'installation des appareils d'épuration chimique.

Ainsi notre petite installation, qui n'occupe même pas 120 mq de surface, permettrait d'épurer 10 mc^3 à l'heure, c'est-à-dire 240 mc^3 en vingt-quatre heures et il est bon d'ajouter que pour une installation définitive les appareils pourraient être encore condensés.

Mise en marche et fonctionnement de l'appareil.

Le réactif à expérimenter ayant été choisi, il faut commencer par l'amener en dissolution, s'il s'agit d'un produit solide.

Cette opération est toujours très facile et peut se faire directement dans le réservoir de l'appareil, où on introduit le produit à dissoudre avec la quantité d'eau nécessaire pour obtenir la dissolution au degré convenable. Tous ces réactifs se dissolvent d'ailleurs facilement dans l'eau froide.

Dans le cas où l'on a affaire à un produit liquide, il suffit de le diluer avec de l'eau ordinaire au degré convenable.

Détermination de la quantité de réactif à employer.

Avant de mettre l'appareil en marche, il faut commencer par déterminer la quantité de réactif qu'il convient d'ajouter à l'eau pour obtenir une bonne épuration.

C'est encore une opération très simple.

Pour cela on remplit une burette graduée avec la solution de réactif que l'on vient de préparer. D'autre part on prélève des échantillons d'eau dans des flacons de 1 litre; on verse ensuite de la burette successivement dans chaque flacon un certain nombre de centimètres cubes de réactif : 6, 7 et 8 cent. cube par exemple.

On agite vigoureusement le flacon et on l'abandonne à lui-même. On observe la formation d'un précipité plus ou moins abondant, d'abord très ténu, qu'on voit grossir à vue d'œil.

S'il y a insuffisance de réactif, il se dépose mal et l'eau reste louche.

Au contraire, si le réactif est en quantité suffisante ou en excès, le précipité se rassemble rapidement et on observe à la surface une couche d'eau claire qui va en s'épaississant.

On jette sur un filtre; la filtration se fait très vite et l'eau est tout à fait limpide si le réactif a été ajouté en quantité suffisante.

Mais il peut avoir été introduit en excès; on met en évidence cet excès par l'emploi d'un réactif approprié.

On a souvent dans un premier essai : d'une part, une quantité trop forte; d'autre part, une quantité trop faible de réactif. Un nouvel essai, dans lequel on prend des quantités intermédiaires de réactif permet d'établir le nombre exact.

On a ainsi en quelques minutes le nombre de centimètres cubes de réactif qu'il faut ajouter à 1 litre d'eau pour avoir une bonne épuration.

Ces essais doivent être d'ailleurs répétés de temps en temps pendant le fonctionnement de l'appareil, car la composition de l'eau est souvent très variable et il faut en conséquence modifier le débit du réactif.

La quantité de réactif qu'il faut ajouter à 1 litre d'eau étant connue, on règle le débit du robinet. Supposons, par exemple, que l'essai précédent ait indiqué : 8 cm^3 de réactif pour 1 litre d'eau; cela fait 8 litres par mètre cube et 80 litres pour 10 mètres cubes, c'est-à-dire par heure, puisque le débit de la pompe est de 10 mc^3 à l'heure.

Il faudrait donc ouvrir le robinet de façon à lui faire débiter 80 litres à l'heure, soit 1 litre 333 centimètres cubes par minute.

On fait arriver le liquide du réservoir dans le bac à niveau constant qui alimente le robinet du distributeur et on ouvre celui-ci, de façon à ce que l'aiguille marque sur le cadran le débit en question.

Le cadran porte, en effet, l'indication des différents débits qui ont été déterminés expérimentalement.

Ceci fait, on peut mettre l'appareil en marche.

Mise en marche.

On ouvre la vanne d'arrivée de l'eau et on commence à remplir le puisard B. On ferme la vanne et on ajoute dans le puisard, au moyen d'un seau, la quantité de réactif qui correspond au volume d'eau qu'il contient.

On met le moteur et la pompe en marche, et d'abord on fait retourner l'eau au puisard, de façon à agiter le mélange.

Quand l'agitation est suffisante, on ferme le robinet de retour au puisard et on lance l'eau dans le bassin supérieur de décantation.

Peu après, on ouvre la vanne d'eau et le robinet du réactif.

Il coule alors dans le caniveau 10 mc³ à l'heure et 80 litres de réactif. Le mélange tombe dans le puisard et de là s'en va dans les bassins. L'appareil est ainsi en fonctionnement régulier.

Il suffit de s'assurer de temps en temps que les débits n'ont pas varié et de voir si le réactif agit bien.

En outre, il est indispensable d'essayer au moins toutes les heures l'eau qui arrive et, s'il y a lieu, de modifier le débit en conséquence.

Ainsi réglé, l'appareil ne demande pas d'autre surveillance.

Le bassin de décantation se remplit peu à peu et on suit sur la glace le dépôt du précipité.

Le premier bassin étant plein, l'excédent se déverse dans le bassin inférieur qui se remplit à son tour.

Alors l'eau épurée sort de l'appareil en passant préalablement, si on le désire, par le filtre, et elle est ensuite évacuée.

Si l'eau obtenue, à sa sortie du dernier bassin, n'était pas suffisamment décantée, il suffirait de ralentir le débit pour laisser plus longtemps le liquide dans les bassins.

Pour cela, sans rien changer au moteur et à la pompe, on fait retourner une partie du liquide qui a passé par la pompe dans le puisard en ouvrant convenablement le robinet de retour.

Après quelque temps de fonctionnement, le précipité formé dans l'eau s'est accumulé dans les bassins de décantation sous forme de boue. On procède alors à la vidange, ce qui nécessite une heure au plus. On arrête la pompe et on vide l'eau claire des bassins par le tuyau de décantation à flotteur. Quand le flotteur est arrivé au niveau de la boue on ferme le robinet de décantation et on ouvre la vanne de fond.

La boue se déverse dans le petit canal qui la conduit à la fosse où elle est recueillie.

Prélèvement des échantillons.

Pour se rendre compte du degré d'épuration obtenu, on a fait, pour chaque réactif essayé, une série d'analyses portant sur l'eau brute et sur l'eau épurée prise à sa sortie de l'appareil. Pour cela, l'appareil étant en marche et parfaitement réglé, on prend toutes les demi-heures 1 litre d'eau brute et, deux heures après environ, c'est-à-dire à la sortie du deuxième bassin, un échantillon d'un litre également toutes les demi-heures.

On a ainsi des échantillons d'eau brute et d'eau épurée qui se correspondent aussi exactement que possible.

Ceci posé, nous allons donner les résultats des essais qui ont été faits jusqu'à ce jour.

A. — Épuration par le sulfate ferrique.

Nous avons commencé nos essais par le sulfate ferrique parce que ce produit est un de ceux qu'on peut obtenir à meilleur compte et dont l'efficacité est aujourd'hui parfaitement établie.

A la suite de progrès qui ont été réalisés dans sa fabrication, on est arrivé à le produire très économiquement par l'action, de l'acide sulfurique sur la cendre de pyrite. D'autre part, de nombreuses expériences, dont quelques-unes très importantes, ont été faites avec ce sel et ont mis en évidence son action épurante sur les eaux contaminées, et ses propriétés désinfectantes.

C'est, en un mot, un des réactifs avec lesquel on peut espérer obtenir à tous les points de vue les meilleurs résultats.

On le livre le plus souvent à l'état solide, sous forme d'une poudre grisâtre dont le prix est d'environ 4 francs les 100 kilos pour de grandes quantités.

La dissolution dans l'eau se fait très facilement. Néanmoins pour éviter cette opération, nous avons demandé aux Établissements Kuhlmann de nous le livrer en solution.

Ils nous ont fourni un liquide marquant 41° B., renfermant :

Sulfate ferrique (SO⁴³ Fe²) . . . . 66,00 %
Acide sulfurique libre SO⁴ H² . . . . 0,75 %

Cette solution est beaucoup trop concentrée pour être employée directement dans nos appareils. Il faut l'étendre au 10ᵐᵉ environ avec de l'eau ordinaire.

La détermination de la quantité de réactif à ajouter à l'eau nous a donné des nombres assez variables suivant les jours, l'heure de la journée, etc.

Dans le cours de nos expériences il a fallu de 3 à 5 centimètres cubes de réactif par litre d'eau, c'est-à-dire en moyenne 4 centimètres cubes environ, ce qui correspond à 250 grammes de sulfate ferrique solide par mètre cube, représentant une valeur de 1 centime environ.

L'eau de la Madeleine est d'ailleurs l'eau d'égout la plus chargée que nous ayions rencontrée.

Généralement pour ces eaux, celle de la ville de Paris, ou celle de la ville de Lille par exemple, la quantité de sulfate ferrique à employer ne dépasse pas 100 grammes de réactif par mètre cube.

L'addition d'une solution de sulfate ferrique à l'eau d'égout provoque certaines réactions qui peuvent se résumer ainsi :

D'abord le sulfate ferrique est décomposé par les sels alcalins et alcalino-terreux que l'eau renferme toujours. L'eau des égouts de la Madeleine est d'ailleurs souvent très alcaline. L'oxyde ferrique, ainsi précipité, entraîne avec lui la totalité des matières en suspension, les matières albuminoïdes avec lesquelles l'oxyde ferrique forme une combinaison, les matières colorantes avec lesquelles il forme des laques, les matières grasses provenant des savons qu'il décompose, les principes odorants et en particulier les sulfures qu'il fixe à l'état de sulfure de fer insoluble.

L'agent épurant, l'oxyde ferrique précipité, qui est gélatineux, forme avec les matières organiques azotées une sorte de laque qui entraîne les particules les plus ténues; il en résulte, en un mot, un véritable collage du liquide.

L'eau brute chargée de matières en suspension, plus ou moins colorée, et possédant cette odeur spéciale des eaux d'égout, lorsqu'elle a subi ce traitement, est parfaitement clarifiée, limpide ; elle est en outre complètement désinfectée, décolorée, et rendue imputrescible.

Nous avons fait avec ce réactif de nombreux essais dans différentes conditions de façon à étudier, comme nous l'avons dit plus haut, l'action de quantités variables de réactif sur le degré d'épuration, l'influence de l'agitation plus ou moins prolongée sur la forme du précipité et sur la rapidité de la décantation, le meilleur mode de décantation et la filtration ultérieure.

Nous sommes maintenant fixés sur tous ces points et sur le meilleur mode d'emploi du réactif.

Le réactif étant ajouté à l'eau, on voit, à la suite d'une légère agitation du liquide, le précipité se former, s'agglutiner, grossir de plus en plus, se déposer, gagner le fond du flacon et se tasser. Quand les proportions de réactif sont convenables, après quelques minutes de repos, on a déjà une couche d'eau claire à la surface.

Deux heures de dépôt dans les bassins de décantation suffisent pour qu'on puisse décanter régulièrement la partie supérieure qui est tout à fait limpide.

Le volume des bassins de décantation, qui est de 12 mètres cubes pour chacun, est donc suffisant pour les opérations avec le sulfate ferrique.

Chacun d'eux mettant plus d'une heure à se remplir, lorsque l'eau se déverse à la partie supérieure du second bassin elle a séjourné plus de deux heures dans les bassins et elle est tout à fait limpide.

L'appareil étant mis en marche, deux heures après environ, le second bassin donne de l'eau épurée et on peut continuer sans interruption.

Le passage de l'eau épurée sur le filtre en scorie est presque inutile, il n'ajoute pas grand'chose à la limpidité de l'eau.

Tels sont les résultats que nous avons obtenus avec le sulfate ferrique sur les eaux d'égout de la Madeleine.

Ces observations ont été complétées par l'analyse chimique de l'eau épurée comparativement à l'eau brute.

Chaque essai a été suivi d'une analyse complète de l'eau ou portait seulement sur certains points spéciaux. Nous ne

CALMETTE.   11

chargerons pas ce rapport de toutes ces analyses, dont la plupart n'ont qu'un intérêt relatif.

Pour nous, il en est tout autrement, elles nous ont servi à établir les meilleures conditions de fonctionnement de l'appareil et nous ont permis de régler sa marche pour obtenir le maximum d'épuration et de limpidité de l'eau.

Nous ne donnerons donc que quelques analyses faites sur des eaux obtenues avec l'appareil en marche tout à fait normale.

En voici deux par exemple prises à des époques différentes et se rapportant à deux eaux brutes de composition assez différente.

	Eau brute filtrée du 28 mars 1905	Eau épurée par le sulfate ferrique.	Eau brute filtrée du 25 mai 1905	Eau épurée par le sulfate ferrique.
	par litre.	par litre.	par litre.	par litre.
Résidu sec à 180°.	1^{gr},280	1^{gr},650	1^{gr},550	1^{gr},680
Matières minérales. . . .	0^{gr},870	1^{gr},250	1^{gr},006	1^{gr},402
Perte au rouge.	0^{gr},410	0^{gr},580	0^{gr},524	0^{gr},278
Matières organiques en O.	42^{millg},25	18^{millg},7	22^{millg},5	11^{millg},5
Ammoniaque.	17^{millg},5	15^{millg},	8^{millg}	6^{millg},5
Azote du résidu sec . . .	19^{millg}	6^{millg}	12^{millg}	5^{millg}

Ces résultats montrent que, outre la clarification complète de l'eau, le sulfate ferrique a une action épurante sensible sur les matières en dissolution.

Les matières organiques solubles sont enlevées dans la proportion de 50 pour 100 au moins et ce sont surtout les matières azotées, c'est-à-dire les plus facilement putrescibles, qui sont éliminées.

L'azote du résidu sec, en effet, diminue dans une forte proportion : des deux tiers environ.

L'ammoniaque elle-même diminue un peu, retenue probablement en petite portion par l'hydrate ferrique.

Le résidu minéral augmente; cela est dû à l'acide sulfurique du réactif qui reste fixé sur les éléments minéraux de l'eau.

Mais cela ne présente aucun inconvénient.

L'épuration est donc aussi complète qu'on peut le désirer. Dans la pratique, il n'est pas possible de pousser l'épuration au delà de certaines limites. Tout ce qu'on peut se proposer, c'est de faire disparaître l'infection et de rejeter des eaux limpides et imputrescibles.

Nous avons examiné à ce dernier point de vue les eaux épurées par le sulfate ferrique.

A plusieurs reprises, nous avons placé des flacons remplis d'eau épurée telle quelle ou étendue de son volume d'eau ordinaire à l'étuve à 50° pendant plusieurs semaines.

Dans tous les cas, l'eau est restée limpide et sans odeur.

On peut donc en conclure que les eaux épurées par le sulfate ferrique sont imputrescibles. Nous n'avons pas fait l'examen des bactéries que retient l'eau qualitativement et quantitativement, laissant ce soin au laboratoire de M. Calmette s'il juge que la chose mérite d'être étudiée.

En résumé, l'eau d'égout traitée par le sulfate ferrique est limpide et suffisamment épurée pour être rendue imputrescible et, par conséquent, elle peut être rejetée sans inconvénient. C'est tout ce qu'on peut demander.

D'autre part l'opération en elle-même est, comme on l'a vu d'après la description que nous en avons donnée, extrêmement simple et tout à fait pratique ; l'appareil une fois réglé ne demande que très peu de surveillance. Le matériel nécessaire pour l'installation du procédé n'est ni considérable ni coûteux, ni encombrant, et ne demande qu'une faible surface de terrain.

Le sulfate ferrique présente en outre l'avantage de donner un résultat très régulier qu'on peut obtenir en tout temps et partout.

Prix de revient.

Il serait extrêmement intéressant de pouvoir établir exactement le prix de revient de l'opération.

Malheureusement je n'ai pas actuellement les documents nécessaires pour l'établir.

Je me propose de les réunir pour les donner dans un prochain rapport.

Actuellement je ne suis exactement fixé que sur un point : c'est la dépense en réactif, qui serait au maximum de 1 centime par mètre cube pour les eaux de la Madeleine qui exigent, je le répète, beaucoup plus de réactif que les autres eaux d'égout dont j'ai eu l'occasion de m'occuper.

Je préparerai donc pour un prochain rapport le devis du matériel nécessaire pour une installation définitive et pour un volume d'eau déterminé.

En y joignant la main-d'œuvre, on aura ainsi tous les documents nécessaires pour établir un prix de revient exact.

Boues d'épuration.

Reste maintenant la question des boues d'épuration qui a fixé particulièrement notre attention, car dans tous les procédés chimiques cette question est capitale.

Les boues résultant de l'épuration, lorsque les bassins en contiennent des quantités suffisantes, sont éliminées par la vanne de fond et recueillies dans une citerne spéciale dont nous avons parlé plus haut.

Ces boues à leur sortie des bassins sont fluides et renferment environ 95 pour 100 d'eau. Elles n'ont aucune odeur et elles peuvent être maniées sans inconvénient.

Il faut commencer par les essorer.

En grand, on a pour cela des filtres-presse qui rendent la masse sous forme de tourteaux ne contenant plus qu'environ 50 pour 100 d'eau. Nous nous sommes assuré par des essais en petit que ces boues passeraient très bien au filtre-presse.

S'il était nécessaire de les réduire à un état de siccité plus grand on pourrait sécher les tourteaux du filtre-presse à l'air ou bien dans des appareils perfectionnés dont on a aujourd'hui d'excellents modèles.

Nous avons pris des échantillons moyens de ces boues et nous en avons fait l'analyse chimique dont voici le résultat rapporté à la matière sèche.

	%			
Matière organique (Perte au rouge)	39,16			39,16
Matière minérale (Résidu fixe au rouge)	60,84	dont :	Fe^2O^3	59,80
			Al^2O^3	7,20
			Sable, argile	15,84
	100,00			100,00

Acide phosphorique P^2O^5 . . . . 1,82 %

Azote . . . . 0,87 %

M. Boullanger, de l'Institut Pasteur de Lille, étudie la valeur agricole de ces boues.

D'autre part on voit que ces boues renferment environ 40 pour 100 de matières organiques, ce qui montre que, comme combustible utilisable dans certaines conditions spéciales, elles auraient une certaine valeur.

Un point important à considérer c'est la quantité de boue que fournirait le traitement au sulfate ferrique.

Nous ferons d'abord remarquer que ces boues d'épuration sont formées de deux parties.

Elles comprennent : 1° les matières qui étaient en suspension dans l'eau et 2° le précipité formé par le réactif.

Nous avons cherché à établir la quantité totale de résidu obtenu par mètre cube et en outre la proportion suivant laquelle entrent dans ce total les matières en suspension et le précipité chimique.

Pour cela nous avons prélevé de nombreux échantillons moyens aussi exactement que possible.

Nous ne nous faisons pas d'illusions sur la difficulté qu'il y a à obtenir une moyenne dans ces conditions, surtout pour la matière en suspension dont la quantité est extrêmement variable. Néanmoins cette détermination, toute grossière qu'elle est, nous donnera une indication intéressante.

Nous avons ajouté du sulfate ferrique en quantité convenable 1° à l'eau brute moyenne; 2° à l'eau brute moyenne préalablement filtrée.

Nous avons recueilli le précipité dans les deux cas et, après dessiccation, nous avons déterminé son poids.

On a obtenu aussi deux nombres dont l'un est le poids total du précipité et l'autre le poids du précipité obtenu par le réactif chimique.

La différence entre ces deux nombres nous a donné le poids des matières en suspension.

Voici les résultats des expériences :

Poids du précipité séché obtenu avec l'eau brute. .   645 gr. par Mc³.
Poids du précipité séché obtenu avec de l'eau filtrée.   250 gr. par Mc³.
Matières en suspension . . . .   415 gr. par Mc³.

On voit que la proportion des matières en suspension est considérable; elle représente environ les deux tiers du poids du précipité total. Le précipité chimique n'entre que pour un tiers environ dans le poids du résidu.

Quel que soit le procédé d'épuration employé, il faudra séparer par des bassins de décantation ou autrement ces matières en suspension, d'ailleurs très riches en matières minérales, argile, sable, etc., comme le montre l'analyse que nous avons donnée plus haut.

Si nous reprenons le nombre de 645 grammes de précipité séché obtenu par mètre cube d'eau épurée et si nous le calculons à raison de 95 pour 100 d'eau, c'est-à-dire à l'état de boue, tel qu'il sort des bassins de décantation, on trouve qu'il correspond à $12^{kgr},9$ par mètre cube.

Il y aurait donc à passer au filtre-presse environ 15 litres de boue fluide par mètre cube d'eau épurée, soit $1^{mc},500$ litres pour 100 mètres cubes d'eau épurée.

Le filtre-presse ramènerait cette quantité à 650 kilogrammes de tourteaux à 50 pour 100 d'eau.

L'épuration de 100 mètres cubes d'eau fournirait donc environ 650 kilogrammes de résidu à 50 pour 100 d'eau dans lesquels les matières en suspension entrent environ pour les deux tiers.

B. — Épuration par le chlorure ferrique.

Le chlorure ferrique a la même action sur les eaux contaminées que le sulfate ferrique.

Il agit également par l'hydrate ferrique mis en liberté.

Le chlorure ferrique présente sur le sulfate ferrique l'avantage de ne pas introduire dans l'eau de l'acide sulfurique qui passe à l'état de sulfates, lesquels peuvent, dans certaines conditions, être réduits à l'état de sulfures.

Cet inconvénient, il est vrai, ne peut se produire que dans le cas où l'eau a été très incomplètement épurée et quand elle reste chargée de matières organiques putrescibles.

Le chlorure ferrique ne présente qu'un seul inconvénient, c'est d'être plus coûteux que le sulfate ferrique.

Les établissements Kuhlmann nous ont fourni ce réactif en solution à $55°$ Bé, contenant 60 pour 100 de Fe^2Cl^6, à 7 francs les 100 kilogrammes.

Nous avons fait une série d'essais avec ce réactif.

L'opération ne présente rien de particulier ; elle est conduite exactement de la même façon qu'avec le sulfate ferrique ; tout se passe de même.

La dépense en réactif avec le chlorure ferrique précédent, compté à 7 francs les 100 kilogrammes est d'environ 3 centimes par mètre cube.

Il est vrai que ce prix de 7 francs serait diminué pour de grandes quantités, mais, quoi qu'il en soit, il serait toujours plus élevé que celui du sulfate ferrique.

L'eau épurée par le chlorure ferrique est très belle, parfaitement limpide, sans odeur, imputrescible.

Le degré d'épuration obtenu est sensiblement le même qu'avec le sulfate ferrique.

Voici comme exemple le résultat d'une analyse d'eau ainsi épurée :

	Eau brute filtrée 17 juin 1905	Eau épurée 17 juin 1905
	par litre.	par litre.
Extrait sec à 180°.	$1^{gr},420$	$1^{gr},540$
Perte au rouge.	$0^{gr},420$	$0^{gr},292$
Matières minérales.	$1^{gr},000$	$1^{gr},248$
— organiques en O . . .	$20^{mllg},5$	9^{mllg}
Ammoniaque totale.	16^{mllg}	16^{mllg}
Ammoniaque libre	9^{mllg}	9^{mllg}
Azote dans le résidu sec	17^{mllg}	4^{mllg}

C. — Épuration par les sels ferriques combinés avec le chlorure de chaux.

L'eau épurée par les sels ferriques renferme encore en dissolution une certaine quantité de matières organiques qui ne peuvent être enlevées, même par un excès de réactif ; ce sont surtout des matières hydro-carbonées, celles sur lesquelles l'hydrate ferrique est sans action.

Celles-ci ne peuvent être éliminées que par l'emploi d'un réactif oxydant.

Pratiquement il en est deux qui peuvent convenir : ce sont le chlorure de chaux et le permanganate de chaux, que l'industrie livre aujourd'hui à très bas prix.

Certaines matières solides, telles que le peroxyde de fer,

le bioxyde de manganèse, qu'on pourrait employer comme garniture du filtre, agiraient sans doute de même; c'est ce que nous comptons examiner dans la suite.

Ainsi le chlorure de chaux, en solution titrant 15°, c'est-à-dire dégageant 15 litres de chlore actif par litre de solution, se vend à 5 francs les 100 kilogrammes au maximum.

Nous avons fait une série d'essais sur les eaux de la Madeleine en combinant les sels ferriques au chlorure de chaux.

On peut faire réagir ces deux réactifs sur l'eau à épurer, ensemble ou successivement.

Il est plus pratique de mélanger les deux produits.

On peut ajouter en effet à la solution étendue de sulfate ferrique une certaine quantité de chlorure de chaux liquide, sans produire de précipité et sans provoquer de dégagement de chlore.

Le mélange cependant prend l'odeur prononcée de chlore.

Ainsi à 100 litres de la solution au 10° de sulfate ferrique on peut ajouter sans inconvénient jusqu'à 5 litres de chlorure de chaux, à 15° correspondant à 75 litres de chlore actif, à condition d'employer le réactif immédiatement.

Si on désirait employer en plus grande quantité le chlorure de chaux, il faudrait introduire les deux réactifs successivement par deux distributeurs spéciaux.

Cette addition de chlorure de chaux, qui est toujours très minime, correspondant à 5 litres de chlore au maximum par mètre cube d'eau, n'élève pas sensiblement le prix de revient de l'opération.

Le chlorure ferrique se prête au même mélange et se comporte exactement de même.

Les deux réactifs agissent en réalité chacun pour son compte.

Les sels ferriques précipitent surtout les matières azotées et le chlore brûle les matières hydro-carbonées.

Lorsque l'opération est terminée, l'eau épuisée ne renferme plus trace de chlore libre qui est passé à l'état de chlorure; l'emploi combiné de ces deux réactifs donne naturellement une épuration plus complète. Une portion plus grande de matières organiques est éliminée.

L'eau obtenue est en outre tout à fait limpide, absolument

imputrescible, et il serait intéressant de voir si elle est complètement stérilisée.

Pour des eaux très chargées en matières organiques, ce procédé serait tout à fait recommandable.

Nous avons fait une série d'essais dans ces conditions et tous nous ont donné les meilleurs résultats.

Voici l'analyse de l'eau de la Madeleine épurée par le sulfate ferrique et le chlorure de chaux, à raison de 200 grammes de sulfate ferrique et 5 litres de chlore actif par mètre cube.

	Eau brute filtrée	Eau épurée
	par litre.	par litre.
Extrait sec à 180°.	1^{gr},520	1^{gr},630
Perte au rouge.	0^{gr},415	0^{gr},198
Matières minérales	1^{gr},105	1^{gr},452
— organiques en O . . .	26^{mlg}	7^{mlg}
Ammoniaque totale.	17^{mlg}	15^{mlg}
Azote dans le résidu sec. . . .	21^{mlg}	5^{mlg}

Nous continuerons nos recherches et, dans un prochain rapport, nous exposerons les résultats obtenus avec les différents antres respectifs susceptibles d'être employés industriellement.

CHAPITRE IX

PLAN SCHÉMATIQUE D'UNE INSTALLATION D'ÉPURATION BIOLOGIQUE POUR UNE VILLE PRODUISANT 10 000 METRES CUBES PAR JOUR D'EAU D'ÉGOUT. — LITS BACTÉRIENS INTERMITTENTS A DOUBLE CONTACT OU A PERCOLATION. — SYSTÈME D'ÉGOUTS SÉPARATIFS OU SYSTÈME UNITAIRE.

Pour faciliter aux administrations publiques et aux villes l'élaboration de leurs projets d'assainissement par l'épuration biologique des eaux d'égout, nous décrirons ci-après les grandes lignes du programme auquel elles doivent se conformer, et, pour être mieux compris, nous établirons successivement le schéma d'un type d'installation par le procédé des lits de contact pour une ville de 100 000 habitants et celui d'un type d'installation par lits bactériens à percolateurs pour une ville de 10 000 habitants.

1. **Plan d'épuration biologique par lits de contact.** — Nous supposerons tout d'abord que la ville dans laquelle il s'agit d'instituer l'épuration est desservie par un réseau complet d'égouts du système séparatif et qu'elle dispose d'une pente de terrains suffisante pour conduire toutes les eaux vannes par simple gravitation jusqu'à leur rejet, complètement épurées, dans un cours d'eau.

Si cette pente n'existait pas, il faudrait prévoir le refoulement ou l'aspiration mécanique, soit par les éjecteurs *Shone*, très appréciés dans un grand nombre de villes anglaises et dont le rendement est excellent, soit par des postes de pompes élévatoires ou de dynamo-pompes électriques, soit par tout autre dispositif mécanique que les circonstances locales permettraient de préférer.

Nous envisageons, d'autre part, l'hypothèse d'un système d'égouts séparatif, parce que ce système apparaît manifestement comme le plus conforme aux desiderata de l'hygiène et aux nécessités de l'épuration. On sait qu'il consiste à recueillir séparément, au moyen de canalisations en poterie vernissée ou en fonte, de petit calibre, les eaux vannes ménagères et le produit des water-closets, — les eaux pluviales étant collectées dans d'autres canaux souterrains en poteries ou en ciment, et déversées après une simple décantation dans les cours d'eau. Ces dernières n'ont pas besoin d'être épurées : il suffit de les soumettre à une sédimentation qui a pour but d'arrêter les sables et les impuretés des rues. Leur volume est tellement variable suivant les conditions atmosphériques, que leur mélange avec les eaux vannes rend l'épuration de celles-ci extrêmement onéreuse et irrégulière. On doit donc les écarter de propos délibéré, partout où il s'agit de construire un nouveau réseau d'égout. Nous verrons d'ailleurs plus loin comment les villes déjà pourvues d'un réseau unitaire, réunissant dans une même canalisation à grande section les eaux ménagères et les eaux pluviales, peuvent s'y prendre pour tourner la difficulté.

Supposons donc que nous avons à épurer un volume d'eaux vannes à peu près constant de 10000 *mètres cubes par jour*, correspondant à une population moyenne de 100000 habitants, à raison de 100 litres par habitant et par jour.

Ce chiffre de 100 litres par habitant et par jour représente l'ensemble de tous les *excreta* individuels et ménagers, c'est-à-dire les matières fécales, les urines, les eaux de cuisine et celles utilisées pour la propreté du logement et du corps : toilette, bains, chasses de water-closets, etc.

On compte, en calculant d'après les moyennes de tous les âges, que chaque individu produit quotidiennement 1100 grammes d'urines et 90 grammes de matières fécales (à l'état frais), soit, en volume, environ 1 litre et demi d'excrétions[1].

Les 100000 habitants de notre ville fourniront donc un total

(¹) Les matières fécales renferment 75 pour 100 d'eau et 22 pour 100 de substances organiques dont 3,5 de phosphate et 2,5 d'azote; les urines 95 pour 100 d'eau, 0,5 de phosphate et 1,4 pour 100 d'azote.

de 150 mètres cubes d'excrétions (9000 kilogrammes de matières fécales et 110000 kilogrammes d'urines) contenant ensemble 8000 kilogrammes de matières organiques et minérales, pesées à l'état sec.

Il faut ajouter à ces chiffres le produit des excrétions des animaux domestiques. Or, un cheval, par exemple, donne en vingt-quatre heures environ 15 kilogrammes d'excréments (crottin et urine), contenant 100 milligrammes d'azote et 1^{kgr},500 de matières sèches. En estimant à 2000 le nombre des grands animaux domestiques (chevaux et bovidés), dans une ville de 100000 habitants, nous trouvons qu'il faut compter, de ce chef, un supplément de 5000 kilogrammes de matières organiques et minérales sèches.

Nos 10000 mètres cubes d'eau d'égout quotidiens renfermeront donc, dans leur ensemble et largement calculés, 11000 kilogrammes de matières sèches (soit 1^{kgr},100 par mètre cube) que nous devrons dissoudre, désintégrer et ramener à l'état de matière minérale.

Ces préliminaires essentiels étant fixés, voici comment il convient d'établir les dispositifs d'épuration biologique par le procédé des *lits de contact* (*Voir fig.* 14).

L'extrémité de l'égout collecteur, convenablement élargie *pour amortir le courant*, déversera tout d'abord son flot dans une chambre à doubles grilles et à peignes sur lesquels seront retenus les corps volumineux flottants, d'une dimension supérieure à 5 centimètres.

Au delà de ces grilles, l'eau traversera avec un courant très faible, contrarié par des « chicanes », une chambre à sable, peu profonde, de 500 mètres cubes de capacité. Le fond de cette chambre à sable, incliné en sens inverse du courant, permettra aux résidus minéraux insolubles et imputrescibles (sable, charbon, scories, débris métalliques), de s'accumuler dans une cuvette qu'on aménagera près du point d'entrée, et d'où il sera facile de les enlever périodiquement avec une chaîne à godets ou une drague à main.

Les eaux s'achemineront ensuite avec une vitesse qui ne devra pas excéder 20 centimètres à la seconde, vers un canal qui desservira la série des *fosses septiques*, ou bassins de fermentation anaérobie, dans lesquels devra s'accomplir la transfor-

Fig. 14

PLAN SCHÉMATIQUE
D'UNE
INSTALLATION D'ÉPURATION BACTÉRIENNE
DES
EAUX D'ÉGOUTS
pour une Ville de 100.000 habitants.

Lits bactériens à double contact intermittent
Système séparatif : 10.000 m.c.

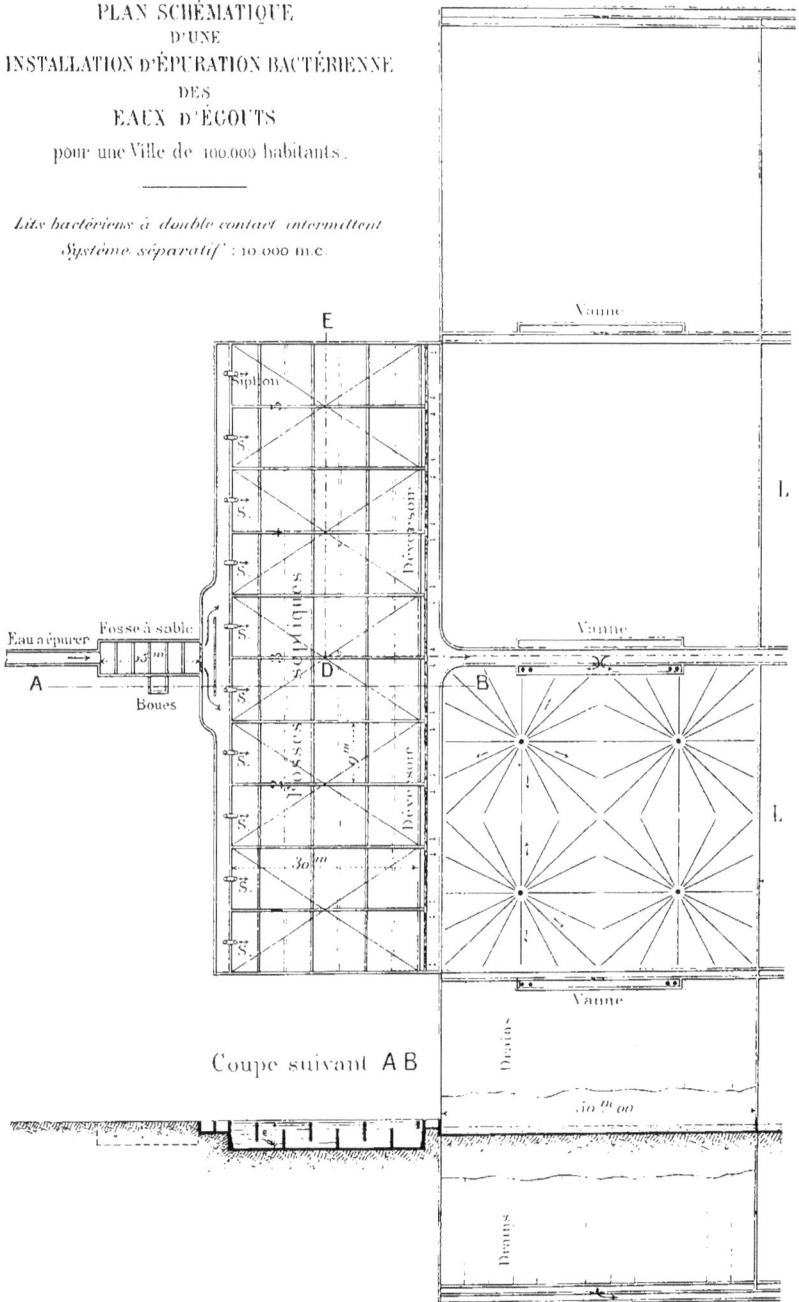

Coupe suivant A B

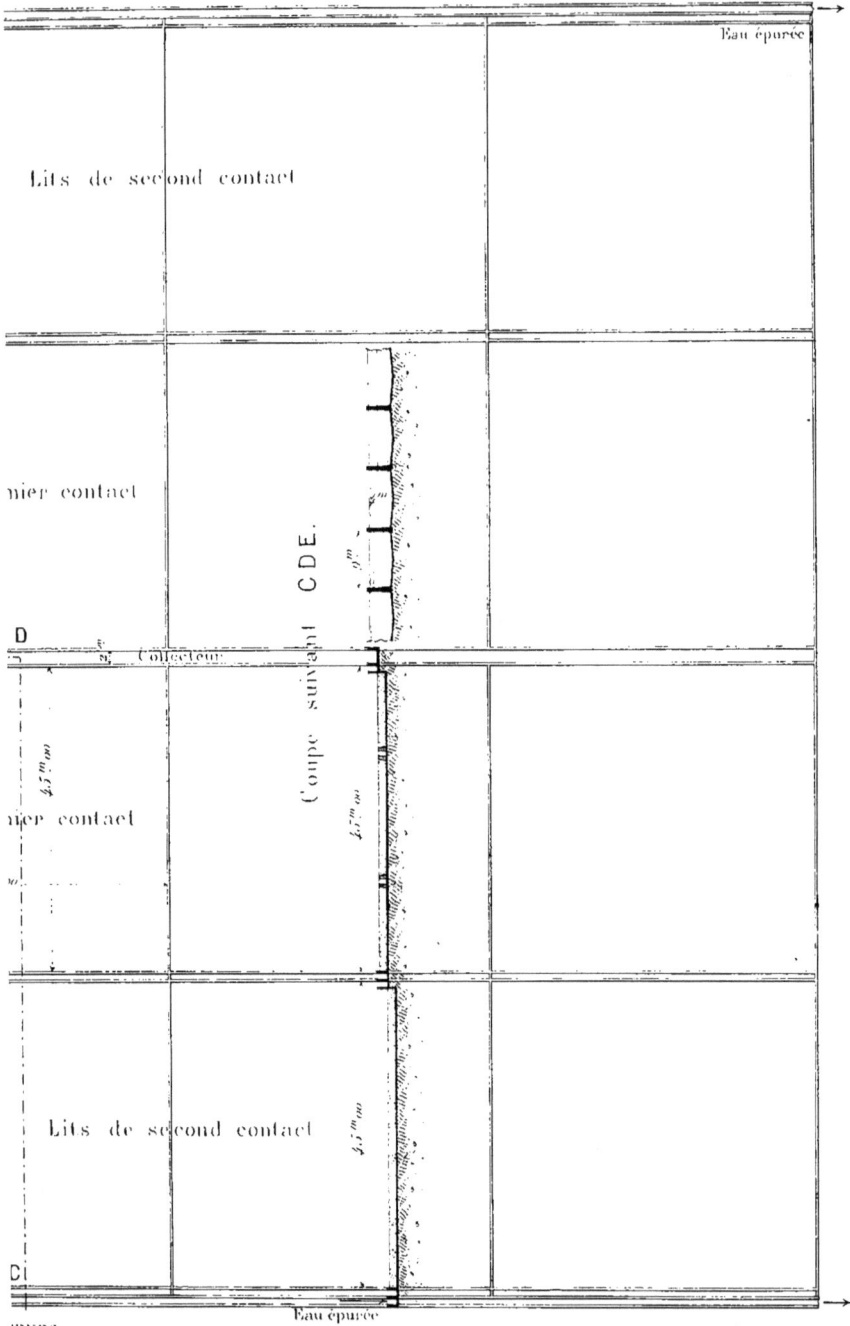

Lits de second contact

Eau épurée

nier contact

D

Coupe suivant C D E.

Collecteur

9^m 0^m

$4,5^{m00}$

$4,7^{m00}$

nier contact

w.

$4,7^{m00}$

Lits de second contact

$4,7^{m00}$

Ci

Eau épurée

Lith. Duprenoy, Paris.

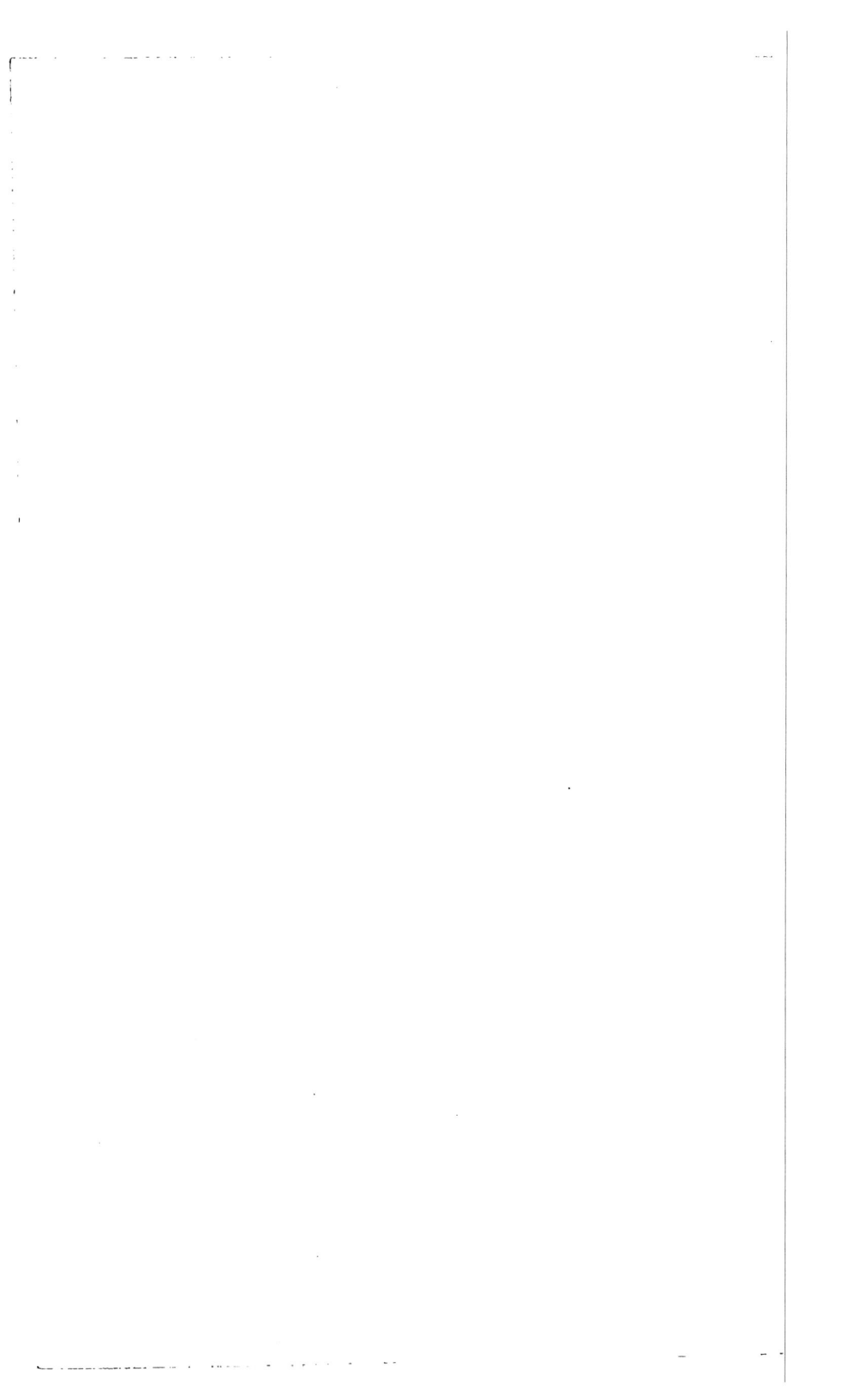

mation des matières azotées en peptones, en composés amidés
ou en ammoniaque, et la désintégration des substances ternaires (cellulose du papier et des végétaux, amidon, sucre,
acides organiques, etc.), en hydrogène, eau, carbures d'hydrogène et acide carbonique.

A. *Fosses septiques*. — C'est dans ces fosses septiques que
s'effectuera la dissolution plus ou moins lente, mais presque
totale, des particules solides organiques en suspension dans
le liquide.

Nous les établirons en série, au nombre de 5, chacune
ayant une capacité volumétrique utile de 2000 mètres cubes.
Leur profondeur devra être de 4 mètres à partir du point
d'entrée des eaux, et elle ne sera plus que de 2m,50 à l'autre
extrémité. Leur *sole* présentera une dépression angulaire
médiane creusée dans toute la longueur pour faciliter, en cas
de besoin (réparation, par exemple), la vidange des boues.
Celle-ci se fera alors par simple pression du liquide sur-
nageant, au moyen d'un conduit spécial qui les évacuera à
l'extérieur.

L'admission des eaux du canal d'amenée à chacune des
fosses septiques aura lieu au moyen d'un large siphon commandé par une vanne de réglage et à deux branches égales
plongeant, l'une, dans le canal, l'autre, dans la fosse. Cette
disposition est nécessaire pour éviter les courants de surface
qui entraîneraient de l'air en trop grande quantité et gêne-
raient les fermentations anaérobics.

Les fosses, creusées parallèlement les unes aux autres dans
le sens de la longueur, seront munies de cloisons incomplètes
formant chicanes, pour amortir les courants et pour faciliter
le dépôt des matières en suspension. Les substances de faible
densité (graisses, débris de liège, poils, etc.,) émergeront à
la surface, constituant bientôt un véritable chapeau plus ou
moins épais, fendillé en mosaïque par la poussée des gaz,
protégeant la masse de liquide sous-jacente du contact direct
de l'air et favorisant ainsi les actions microbiennes anaérobies.

Les dimensions à donner aux fosses septiques seront telles
que chaque molécule d'eau d'égout traverse l'une d'elles en
vingt-quatre heures environ. Leur capacité totale sera, en con-

séquence, de 10000 mètres cubes, soit 2000 pour chaque fosse.

Toutes doivent rester *constamment pleines*, sans que jamais le niveau du liquide qu'elles renferment s'abaisse ou s'élève. Elles laisseront donc échapper par déversement, sur leur bord opposé à l'entrée, un volume d'eau correspondant exactement à celui des nouveaux apports.

Il est essentiel d'aménager dans chaque fosse, aussi près que possible du déversoir de sortie, une dernière chicane de surface plongeant jusqu'à 60 centimètres seulement au-dessous du niveau du liquide, afin de retenir les dernières particules flottantes et de ne livrer passage qu'aux eaux ne renfermant plus de matières non dissoutes.

Les déversoirs de nos cinq fosses septiques laisseront tous écouler leur liquide dans un canal collecteur commun, large et peu profond, qui conduira les eaux jusqu'à l'entrée de chaque lit bactérien de premier contact, où commencera la troisième phase de l'épuration, c'est-à-dire la fixation des matières organiques dissoutes sur des substances capables de servir en même temps de supports aux microbes oxydants aérobies (scories ou mâchefer).

Ces dispositifs étant établis, voyons maintenant comment nous devrons assurer le fonctionnement régulier de nos fosses septiques.

Il faut savoir, tout d'abord, que les fermentations anaérobies s'amorcent lentement. Au début de la mise en route, les eaux qui s'écoulent du déversoir seront simplement décantées : elles garderont une odeur fécaloïde et les matières en suspension s'accumuleront dans leur ordre de densité, soit à la surface, soit dans la profondeur de la fosse, entre les « chicanes ». Peu à peu, après deux ou trois semaines, l'odeur fécaloïde disparaîtra, supplantée par celle des gaz qui résultent de la désintégration des matières hydrocarbonées ou azotées. Ces gaz, ajoutés à ceux qui sont déjà présents dans l'eau brute, sont constitués par environ 20 pour 100 de méthane, 20 pour 100 d'hydrogène et 60 pour 100 d'azote mélangé d'une petite quantité d'acide carbonique. Ils sont combustibles, mais pratiquement inutilisables, car la somme totale de l'hydrogène et du méthane produite par 1 mètre cube d'eau d'égout s'élève seulement à 10 litres en moyenne pendant les vingt-quatre heures de fermentation.

Au bout d'un mois, le levain de ferments anaérobies formé dans la fosse aura acquis une activité suffisante pour dissoudre chaque jour une quantité de matières organiques égale à celle qu'apportera le flot d'eau d'égout.

Et désormais, à partir de ce moment, la marche de la solubilisation deviendra constante.

Nous avons vu plus haut que l'influence des saisons peut être considérée comme nulle. Les eaux d'égout sont toujours assez chaudes pour que la température des fosses septiques ne s'abaisse pas, même pendant les plus grands froids de nos climats, au dessous de $+ 16°$ centigrades. Nous avons établi également qu'il n'y a aucun avantage à soustraire complètement le liquide au contact de l'air, en couvrant les fosses d'une voûte ou d'une plate-forme en ciment. Une telle couverture, dont le prix est toujours assez élevé, ne peut être recommandable que lorsqu'il s'agit de petites installations, faites au voisinage immédiat d'un endroit habité et lorsqu'il est indispensable de réduire au minimum les odeurs. Celles-ci, nous l'avons déjà dit, ne sont ni nuisibles, ni désagréables ; elles rappellent celles que l'on perçoit au voisinage d'une usine à gaz, mais ne sont nullement fécaloïdes.

Dans le cas où l'on exigerait que les fosses fussent couvertes, il serait nécessaire d'assurer, au moyen d'une ou deux cheminées de faible diamètre, l'évacuation des gaz provenant des fermentations anaérobies : l'oubli de cette précaution pourrait entraîner des accidents graves par explosion.

En somme, les fosses septiques (*Septic Tanks* des Anglais) que nous venons de décrire, ne sont autre chose que la fosse automatique de *Mouras*, déjà connue en France depuis 1881, décrite par l'abbé Moigno dans la revue *Cosmos* en 1882 et qui avait pour but de remplacer les anciennes fosses d'aisance fixes par des réservoirs permettant la solubilisation des matières solides et le déversement de leur trop plein liquéfié à l'égout.

Les dispositifs qui ont été proposés par divers auteurs pour la modifier (Septic Tank de *Cameroun*, Hydrolytic Tank de *Travis*, fosses *Simplex*, etc.), ne lui ont apporté aucun perfectionnement vraiment utile.

B. *Lits bactériens de contact*. — La surface des lits bactériens nécessaire pour épurer les 10000 mètres cubes d'eau sortant quotidiennement de nos fosses septiques par 2 *contacts* successifs, sera de 20 000 mètres carrés.

Les lits seront construits de telle manière que l'eau sortant d'un *premier contact*, c'est-à-dire d'un premier lit, puisse être distribuée par gravitation à la surface d'un second lit ou *lit de second contact* et être évacuée ensuite, soit sur des terrains irrigables, soit dans un cours d'eau. Il faut donc nécessairement disposer d'une dénivellation du sol au moins équivalente à la profondeur des deux lits à partir du déversoir des fosses septiques, soit environ 2^m,50.

L'ensemble des lits de premier contact, établis au niveau le plus élevé, occupera une surface de 10 000 mètres carrés divisée en deux séries de 5000 mètres chacune, l'une à droite, l'autre à gauche d'un canal collecteur amenant l'eau sortie des fosses septiques. Chaque série de 5000 mètres carrés sera divisée elle-même en quatre compartiments séparés l'un de l'autre par des murs en maçonnerie et ayant chacun 1250 mètres carrés de surface et 1^m,20 de profondeur, avec une légère pente de 1 centimètre par mètre, pour assurer l'écoulement des eaux du point d'entrée vers les vannes d'évacuation. Les dimensions des bassins et le calibre des vannes qui les alimentent doivent être calculés de manière que leur remplissage puisse s'effectuer au maximum en une heure, et leur vidange dans le même laps de temps.

Le fond des bassins sera bétonné afin d'éviter les infiltrations souterraines, et muni d'un drainage en tuyaux de poteries ou mieux en petites tuiles faîtières renversées, disposées parallèlement, de manière à diriger l'eau de sortie vers un drain collecteur latéral qui débouchera vers la ou les vannes de vidange.

La forme des lits sera, autant que possible, carrée ou rectangulaire; mais, dans ce dernier cas, on s'arrangera pour que les eaux les traversent dans le sens de leur plus grande longueur.

Le remplissage de chaque bassin sera effectué de préférence avec des scories ou mâchefer. A défaut de scories, on pourra utiliser du coke ou un mélange de coke et de briques concassées, ou des pierres poreuses telles que la pouzzolane. Les matériaux *poreux* conviennent seuls. On ne se servira, dans aucun cas, de pierres compactes ni de gravier.

La dimension de ces matériaux sera réglée de la manière suivante :

$0^m,1$ à $0^m,15$ sur les drains et sur une épaisseur de $0^m,25$ à partir du fond ;

$0^m,02$ à $0^m,05$ sur tout le reste.

On évitera avec soin les poussières et, à cet effet, nous recommandons de n'employer que des matériaux criblés et, autant que possible, lavés.

Ces matériaux de remplissage occupent environ les deux tiers de la capacité volumétrique des lits.

Sur chaque lit, on creusera une série de rigoles disposées en rayonnant, à partir des vannes d'admission de l'eau, de manière à assurer la répartition aussi régulière que possible de celle-ci à la surface des scories. Un rebord de maçonnerie, étalé en éventail au-devant des vannes, évitera le déplacement des matériaux sous l'influence du courant.

Les lits de second contact seront exactement construits comme les précédents, en contre-bas de $1^m,20$ et de telle manière que l'eau sortant des premiers puisse s'écouler directement sur eux.

Il nous reste maintenant à préciser le fonctionnement du système :

Rappelons tout d'abord que le principe des lits de contact est l'*intermittence*, c'est-à-dire que l'eau à épurer doit séjourner pendant 2 *heures* sur un lit de premier contact, puis 2 *heures* sur un lit de second contact avant d'être évacuée définitivement.

Pendant les périodes d'immersion, les matériaux (scories, coke, briques ou pouzzolane) fixent, comme le ferait un tissu plongé dans un bain de teinture, les matières organiques dissoutes que renferment les eaux d'égout sortant de la fosse septique.

Pendant la période d'aération subséquente, les microbes, qui se multiplient très activement dans les pores de ces matériaux, empruntent de l'oxygène à l'air atmosphérique et oxydent la matière organique fixée, accomplissant alors la

CALMETTE.   12

quatrième et dernière phase de l'épuration. Cette oxydation aboutit à la formation de *nitrites* puis de *nitrates*.

Les nitrates ainsi formés sont dissous et entraînés par le liquide introduit de nouveau sur le lit bactérien au moment d'une nouvelle période d'immersion. Les matériaux poreux sont, dès lors, prêts à fixer une nouvelle quantité de matière organique, et le cycle recommence.

On a constaté expérimentalement qu'en règle générale, lorsque l'eau à épurer ne renferme pas plus de 250 milligrammes d'azote organique par litre (calculé en ammoniaque), le premier contact fixe et détruit environ 50 pour 100 de cet azote organique. Le second contact fixe et détruit ensuite de 50 à 75 pour 100 de l'azote restant. Finalement, l'eau sortant du second contact présente un coefficient d'épuration de 86 à 92 pour 100 : elle est limpide, inodore, imputrescible, et nullement nocive pour les plantes aquatiques ou pour les poissons.

Avec le dispositif de 8 lits de premier contact et 8 lits de second contact que nous conseillons d'adopter, les alternances de fonctionnement de chaque lit doivent être réglées de la manière suivante (¹) :

1 heure pour remplir.

2 heures de plein.

1 heure pour vider.

4 heures de vide pour aérer les scories, soit 8 heures par période.

Chaque lit peut donc fonctionner 3 fois par 24 heures et comme à chaque remplissage il reçoit en volume d'eau un tiers de sa capacité volumétrique, l'ensemble des lits de premier contact doit recevoir en 24 heures les 10 000 mètres cubes d'eau à traiter. Il en sera de même des lits de second contact.

Bien entendu, les lits fonctionnent tous à des périodes différentes les uns des autres, de telle sorte que, pendant le cycle de 8 heures, l'un d'entre eux soit en remplissage, un autre en vidange, deux autres pleins, et quatre en aération. On comprend de suite que rien n'est plus simple que d'établir un horaire pour l'ouverture et la fermeture des vannes qui les alimentent.

(¹) Pour de plus grandes installations, on construirait 16, ou 24, ou 32 lits de chaque contact.

Remarquons enfin qu'il est essentiel, pendant les périodes d'aération, de maintenir les vannes de vidange ouvertes, afin d'assurer l'évacuation complète de chaque lit par égouttage après la sortie du flot principal.

On pourrait craindre que le travail des microbes nitrificateurs ne s'effectuât pas dans de bonnes conditions lors des grands froids de la saison d'hiver. Il n'en est rien heureusement, et ici encore l'expérience nous a prouvé que les alternatives d'immersion et d'aération empêchent la formation de couches de glace à la surface des scories, et que la température des eaux d'égout sortant des fosses septiques est toujours assez élevée pour entretenir le travail utile des microbes.

C. *Frais de première installation et d'entretien.* — Au point de vue économique, il apparaît de toute évidence que la construction des lits bactériens est infiniment moins coûteuse que l'achat et l'aménagement d'une surface au moins 50 *fois plus considérable* de terrains drainés en vue de l'épuration agricole. On peut estimer, en moyenne, à 15 francs par mètre carré de surface, les frais de première installation de ces lits, c'est-à-dire que les 2000 mètres carrés de lits bactériens coûteraient environ 300 000 francs, somme à laquelle il faut ajouter les frais de construction des 5 fosses septiques et des canaux collecteurs, soit en tout, largement comptés, 600 000 francs. Or, les 200 *hectares* de terrains irrigables qui seraient au minimum nécessaires pour épurer par l'irrigation agricole le même volume d'eau d'égout coûteraient, au voisinage des villes de 100 000 habitants, un prix d'achat au moins égal, et il faudrait dépenser des sommes considérables pour les drainer, les cultiver et les entretenir en bon état.

Avec les lits bactériens, la dépense d'entretien et de fonctionnement est presque nulle. Les mêmes scories restent en place indéfiniment *sans jamais se colmater* puisqu'elles ne reçoivent que des matières dissoutes, les fosses septiques ayant préalablement retenu toutes les matières en suspension dans l'eau d'égout. Tout au plus est-il nécessaire de racler leur surface au râteau une fois par trimestre. Et la seule main-d'œuvre qu'ils nécessitent est réduite à quelques hommes auxquels est dévolue la charge d'ouvrir et de fermer les vannes de chaque lit.

Encore, cette main-d'œuvre peut-elle être aisément supprimée, car il existe plusieurs dispositifs de siphons automatiques parmi lesquels on n'a que l'embarras du choix et qui permettent d'assurer les remplissages et les vidanges périodiques sans qu'il soit besoin d'exercer aucune surveillance. Les plus recommandables de ces appareils sont les siphons d'*Adams*, les valves automatiques de *Mather and Platt* (de Manchester) et les *siphons de chasse* que construisent plusieurs maisons françaises. On doit seulement veiller avec grand soin, lorsqu'on les emploie, à ce que leur fonctionnement soit réglé de telle manière que l'eau ne puisse jamais séjourner sur les lits bactériens pendant plus de deux heures, cette condition étant d'une importance capitale.

Les lits bactériens intermittents, tels que nous venons de les décrire, présentent de grands avantages économiques en raison de leur simplicité de construction et de leur durée à peu près indéfinie. Comme ils n'exigent aucun mécanisme, les frais d'entretien sont presque nuls.

Toutefois, leur capacité d'épuration étant le plus souvent limitée à 500 litres par mètre carré de surface et par 24 heures, et certaines villes éprouvant des difficultés à trouver dans leur voisinage immédiat des espaces de terrains suffisants, on peut être conduit à adopter de préférence l'un des dispositifs mécaniques que nous avons décrits, qui permettent d'augmenter les quantités d'eau d'égout épurées sur une même surface, et de supprimer les alternances d'immersion et d'aération.

L'emploi de ces dispositifs, le plus souvent coûteux et généralement assez délicats, nous paraît surtout indiqué dans les villes de moindre importance, de 500 à 10000 habitants par exemple, parce qu'alors *il y a un très grand intérêt à supprimer aussi complètement que possible toute main-d'œuvre.*

11. **Plan d'épuration biologique par lits bactériens à percolation.** — Nous supposerons, néanmoins, qu'il s'agit d'adapter ce mode de distribution automatique à l'épuration des eaux d'égout d'une ville de 100000 habitants, comme la précédente, produisant également 10000 mètres cubes d'eaux vannes de tout à l'égout avec *système séparatif.*

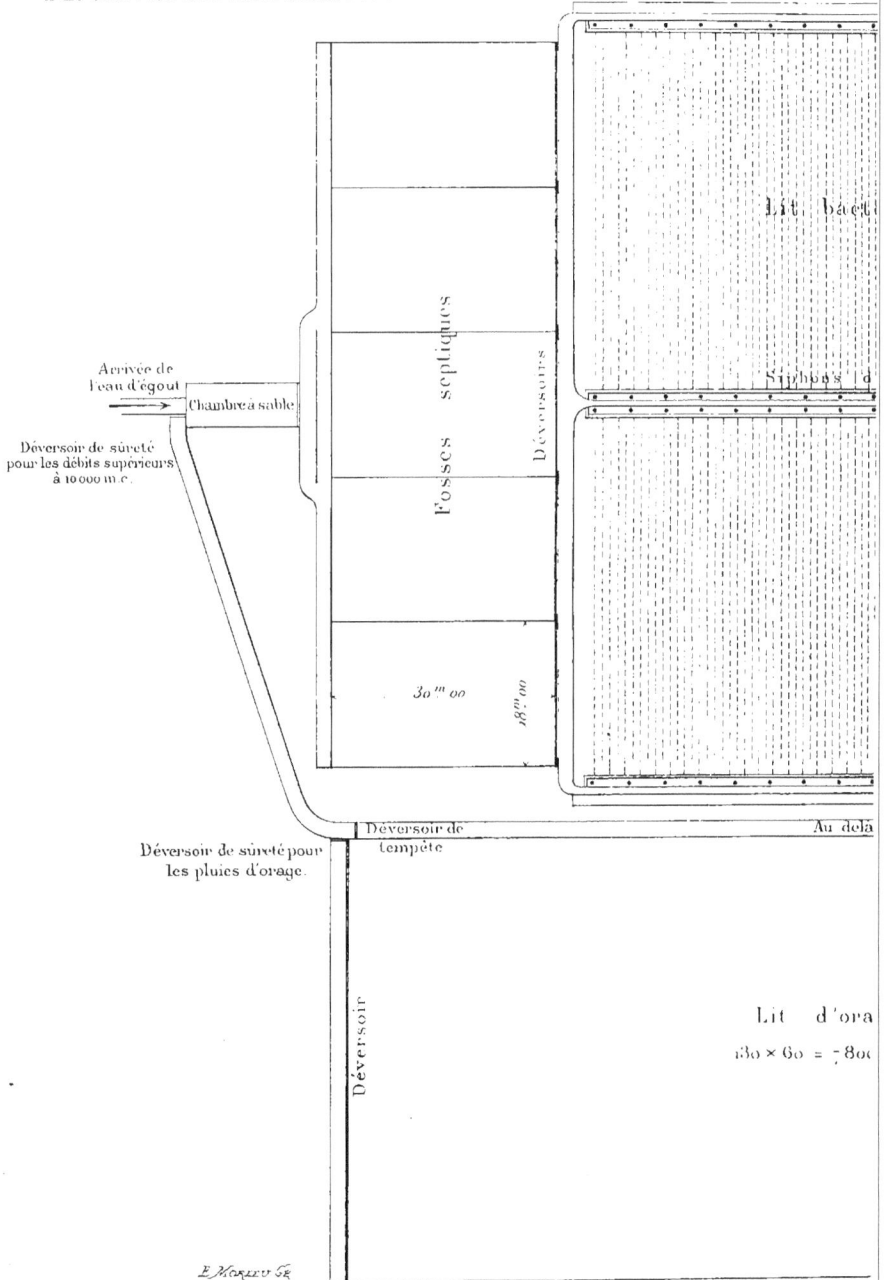

Arrivée de
l'eau d'égout

Chambre à sable

Déversoir de sûreté
pour les débits supérieurs
à 10 000 m.c.

Fosses septiques

Déversoirs

$3o^{m}\,oo$

$18^{m}\,oo$

Lit bact

Siphons d

Déversoir de
tempête

Au delà

Déversoir de sûreté pour
les pluies d'orage.

Déversoir

Lit d'ora

$13o \times 6o = -8o$

E. Morieu Sc.

MASS

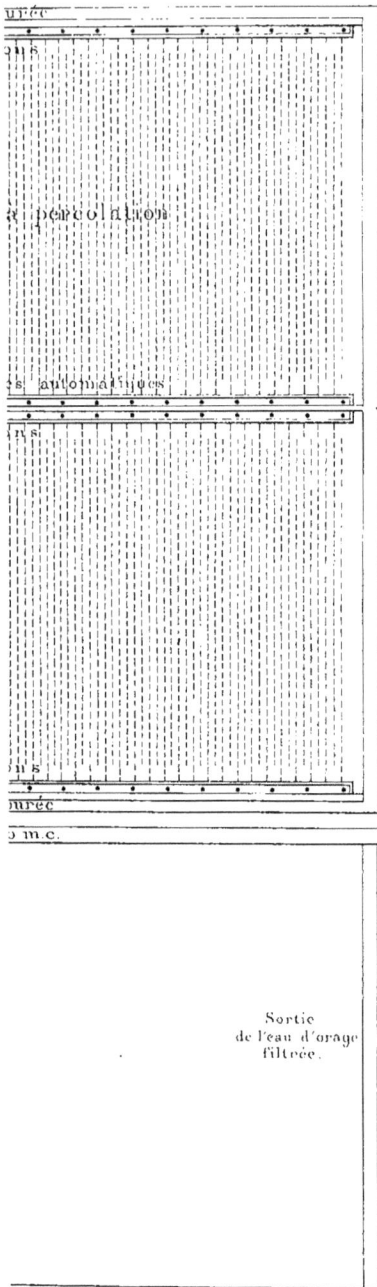

urée

percolation

automatiques

urée

5 m.c.

Sortie
de l'eau
épurée.

Coupe transversale d'un lit

Sortie
de l'eau d'orage
filtrée.

, ÉDITEURS.

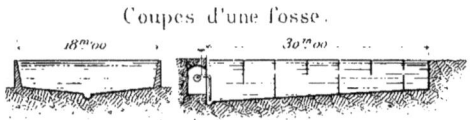

Coupes d'une fosse.

18m,00   30m,00

Chicane

Tuile faîtière perforée,
pour la distribution de l'eau
à la surface des lits.

Coupes de la chambre à sable

Siphon

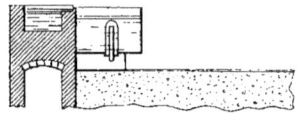

Fig. 15

PLAN SCHÉMATIQUE
D'UNE
INSTALLATION D'ÉPURATION BACTÉRIENNE
DES
EAUX D'ÉGOUTS.

Système de siphons percolateurs,
pour 100 000 habitants : 10 000 mètres cubes par jour.

Lits continus — Surface : 10000 m. q.
Fosses septiques : 5 — Capacité 2000 m.c. chacune.
Lit d'orage — Surface 7800 m. q.
Nombre de siphons percolateurs : 84.

Le plan schématique, en pareil cas, devrait être établi comme suit (*fig.* 15) :

1° Les grilles à peignes retenant les corps volumineux et flottants, la chambre à sable et les fosses septiques, au nombre de cinq, de 200 mètres cubes de capacité chacune, seront construites exactement d'après les indications déjà fournies. Il n'y a rien à changer dans ces dispositifs.

2° L'effluent des fosses septiques, recueilli dans un canal distributeur en forme de T, sera dirigé par moitié sur deux vastes lits bactériens qui s'étendront de chaque côté de la branche horizontale du T.

Ces lits, qu'il n'est plus nécessaire de diviser en compartiments comme dans le cas des lits de contact, devront avoir une épaisseur minima de $1^m,75$ et, si on dispose d'une dénivellation suffisante, il sera avantageux de leur donner une épaisseur de 2 mètres ou même de $2^m,50$, surtout si les eaux sont très concentrées. La surface de chacun d'eux sera de 5000 mètres carrés. Les scories pourront être simplement tassées en talus à bords obliques, sans murs de soutènement, sur une sole en béton pour éviter les infiltrations souterraines. Si l'on préfère les enfermer entre des murs, le bord inférieur de ceux-ci sera largement ajouré sur trois côtés, de manière à permettre l'égouttement des eaux épurées tout autour du lit et l'évacuation de l'acide carbonique.

Une rigole collectrice, courant également sur trois côtés, conduira les eaux épurées à un collecteur commun. A la surface de chaque lit, de chaque côté du canal distributeur, on disposera une série de déversoirs distants de 4 ou 5 mètres les uns des autres, alimentant chacun le réservoir de chasse d'un siphon automatique à décharge intermittente.

42 siphons déversant chacun à chaque décharge 1 mètre cube, soit à raison d'une décharge toutes les dix minutes, 120 mètres cubes par jour, devront suffire sur chaque lit. L'ensemble des 84 siphons, disposés sur les deux lits, débitera ainsi 10 000 mètres cubes en 24 heures.

La répartition de l'eau à épurer s'effectuera le plus commodément à l'aide de rigoles distributrices creusées directement sur les scories et garnies de tuiles faîtières renversées, juxtaposées les unes à côté des autres, sans rejointoiement.

La construction du lit bactérien sera effectuée d'après les principes précédemment exposés, c'est-à-dire que, sur un drainage formé de tuiles faîtières, on accumulera d'abord des grosses scories sur $0^m,40$ environ de hauteur, puis des scories moyennes et enfin, sur $0^m,50$ de hauteur au moins vers la surface, des scories fines criblées de $0^m,02$ à $0^m,05$ de diamètre, soigneusement débarrassées de poussières.

Avec ce dispositif, une seule filtration suffisant à épurer convenablement les eaux d'égout de concentration moyenne, une surface de 10 000 mètres carrés ou 1 hectare de lits bactériens permettra de traiter facilement 10 000 mètres cubes par 24 heures, sans aucune main-d'œuvre autre que celle d'un surveillant qui devra s'assurer de temps en temps qu'aucun dépôt de boues n'encombre les réservoirs de chasse des siphons.

Les frais de première installation de ce système ne sont pas plus élevés que ceux des lits de contact. En y comprenant le prix des siphons automatiques, on peut tabler sur une dépense moyenne de 30 francs par mètre carré de surface. Mais comme cette surface est exactement moitié moindre qu'avec des lits de contact, on réalise encore, de ce chef, une économie importante sur le prix d'achat du terrain.

III. **Épuration biologique du tout à l'égout du système unitaire.** — Nous avons expliqué précédemment que, dans tous les cas où il s'agit d'épurer les eaux d'égout, soit par les procédés chimiques, soit par l'irrigation agricole, soit par les nouveaux systèmes biologiques, il était infiniment préférable de limiter l'épuration aux eaux vannes ménagères et aux matières de vidange, en recueillant à part les eaux de pluie et d'arrosage. Celles-ci peuvent-être simplement décantées et n'ont pas besoin d'être épurées. Malheureusement, beaucoup de villes, comme Paris, sont déjà pourvues d'un réseau d'égout *unitaire* à grande section, qui collecte à la fois les eaux vannes et les eaux pluviales ou d'arrosage et il est impossible de songer à recueillir désormais les premières dans un réseau séparatif. Il en résulte qu'on est obligé d'épurer un volume d'eau extrêmement variable, puisque les pluies d'orages vont fréquemment jusqu'à décupler le volume normal que charrient les eaux d'égout par temps sec.

Non seulement ces conditions rendent l'épuration beaucoup plus irrégulière, mais elles entraînent en outre des frais énormes, puisque les surfaces nécessaires pour l'irrigation ou pour l'établissement des lits bactériens sont au moins dix fois plus considérables.

C'est ainsi, par exemple que, si la ville de Paris eût été dotée d'un système d'égouts *séparatif* au lieu du système *unitaire*, elle ne produirait certainement pas plus de 200 000 mètres cubes d'eaux vannes par jour, et ce volume pourrait être facilement épuré par une surface de lits bactériens à double contact de 40 hectares.

L'apport des eaux d'arrosage aux égouts double ce chiffre en temps sec et les eaux pluviales le décuplent quelquefois. Or, comme les champs d'épandage ne sont établis que pour épurer au maximum 400 000 mètres cubes par jour, il en résulte que tout l'excédent est rejeté en Seine sans aucune épuration.

Beaucoup d'autres grandes villes présentent une situation aussi fâcheuse et il est impossible d'y remédier par un remaniement du système de canalisations d'égouts.

On est donc obligé de chercher à atténuer le mal et il n'est pas douteux que l'adoption des procédés d'épuration biologique s'y prête mieux que l'irrigation agricole.

Lorsque la station d'épuration biologique à construire devra recevoir des eaux vannes et pluviales mélangées, on prendra soin tout d'abord de multiplier suffisamment les chambres à sable ou d'augmenter leur capacité pour retenir tous les détritus minéraux provenant du lavage des rues. Il faut éviter en effet que ces matières imputrescibles puissent arriver jusqu'aux fosses septiques dont elles ne tarderaient pas à diminuer la capacité volumétrique.

On établira, en outre, au sortir des chambres à sable et avant l'entrée aux fosses septiques, un déversoir qui permettra de diriger sur des *lits bactériens d'orage* toute la quantité d'eau qui arrive en plus du volume normal que doivent recevoir les fosses septiques et les lits bactériens (*fig.* 15).

Les lits d'orage seront construits comme les lits bactériens, mais plus économiquement, avec des scories brutes, non triées. L'eau se déversera à leur surface et les traversera sans y séjourner. Elle s'y débarrassera des matières organiques en suspension.

Ces lits doivent être considérés, en somme, comme de simples filtres à très grand débit, capables seulement de réaliser un dégrossissage. Il n'est d'ailleurs pas nécessaire que les eaux pluviales soient épurées d'une manière plus complète, alors même qu'elles seraient mélangées à une certaine proportion d'eaux d'égout, car on admet que lorsque les eaux d'égout sont diluées dans quatre fois leur volume d'eaux de pluie, on peut sans inconvénients tolérer leur déversement dans les rivières.

A plus forte raison ce déversement peut-il être effectué, si l'on prend le soin de filtrer les eaux pluviales à travers une couche de scories.

Dans une station d'épuration convenablement établie pour le traitement des eaux de tout à l'égout unitaire, on devra donc toujours aménager un ou deux lits *d'orage* d'une surface au moins égale à la moitié de celle occupée par les lits bactériens de double contact.

CHAPITRE X

CONCLUSIONS

Différents aspects du problème de l'épuration des eaux d'égout dans les agglomérations urbaines. — Procédés de choix suivant les circonstances locales.

Il apparaît évident à quiconque réfléchit aux avantages et aux inconvénients que comportent les différents procédés ou systèmes d'épuration actuellement connus, que les municipalités, les ingénieurs et les autorités sanitaires doivent être le plus souvent très embarrassés pour faire un choix.

Notre expérience du sujet nous autorise à leur donner quelques conseils que nous espérons pouvoir leur être utiles dans ce but.

Avant d'établir un projet ou un plan d'épuration, la première précaution à prendre est de bien connaître la composition chimique moyenne des eaux qu'il s'agit de traiter; car si ces eaux renferment une forte proportion de certaines substances à réaction acide ou des antiseptiques, ou un excès d'alcalis, il sera tout à fait impossible de les épurer par l'un quelconque des procédés biologiques ou par l'irrigation agricole. On se trouvera alors nécessairement amené à neutraliser préalablement les acides ou les alcalis ou à précipiter les antiseptiques par des réactifs convenablement choisis. La question se posera ensuite de savoir si, après cette neutralisation, le liquide peut être déversé sans inconvénients sur le sol cultivé ou sur des lits bactériens.

Pour éviter les expériences toujours coûteuses et les erreurs difficilement réparables, il sera prudent de consulter à la fois un ingénieur et un hygiéniste bactériologiste, spécialisés dans l'étude de ces questions. On les priera d'examiner les plans élaborés, d'en contrôler l'exécution et de surveiller les débuts du fonctionnement du procédé adopté.

Le choix d'un système d'épuration ne pourra dans tous les cas être utilement effectué que lorsqu'on aura déterminé :

1° La nature et la composition chimique des eaux à épurer;

2° La quantité de ces eaux à traiter par jour ;

3° Les variations journalières et saisonnières de volume ;

4° La disposition des canaux d'égout (unitaires ou séparatifs) ; leur développement, leur pente ;

5° La disposition du lieu où s'effectuera l'épuration (hauteur de chute, nature et étendue du terrain) ;

6° Le point de déversement des eaux épurées (utilisation possible de celles-ci à l'irrigation culturale, rejet dans des cours d'eau ou à la mer) ;

7° Enfin, dans les cas où les eaux épurées devraient être déversées dans un cours d'eau, on indiquera le régime de ce dernier et on précisera si les eaux servent à l'alimentation de localités situées en aval ou s'il existe des parcs à huîtres voisins, susceptibles d'être contaminés par les microbes pathogènes provenant des égouts.

Les procédés d'*épuration chimique* seront préférés toutes les fois qu'on aura affaire à des eaux contenant, soit des matières tinctoriales ou des graisses en forte proportion, soit des résidus industriels acides ou alcalins capables de gêner les actions microbiennes d'oxydation.

L'*irrigation agricole*, dont les effets épurants sont incontestablement plus parfaits, n'est recommandable que dans les cas très rares où l'on dispose, à proximité des villes, de terrains d'une grande perméabilité, peu coûteux et suffisamment vastes pour qu'on ne soit jamais obligé de faire absorber au sol cultivé des quantités d'eaux d'égout susceptibles de nuire à la culture.

En principe, on n'admettra jamais en irrigation culturale plus de 5 litres d'eau par mètre carré et par jour et sous la réserve que ces eaux ne renfermeront pas plus de 500 grammes d'azote organique et 10 grammes de graisses par mètre cube. On s'assurera, en outre, que les infiltrations souterraines ne pourront jamais contaminer des nappes d'eau servant à l'alimentation de sources ou de puits dans un rayon de plusieurs kilomètres alentour.

L'*épandage intensif sur sol nu* sera avantageusement employé par les villes dans le voisinage immédiat desquelles se trouvent des plaines sablonneuses non cultivables. Les déversements intermittents d'eau d'égout sur ces plaines divisées en compartiments ou bassins alternativement irrigués, peuvent alors être effectués à la dose de 40 litres par mètre carré et par jour, mais c'est là un maximum qu'il ne faudra pas dépasser. En réduisant ce taux d'irrigation intermittente à 20 litres, il sera le plus souvent possible d'utiliser bientôt les sables ainsi fertilisés à la culture du maïs fourrager ou du topinambour, ou mieux encore à l'établissement d'oseraies.

Dans toutes les circonstances où l'on serait conduit à adopter, soit l'irrigation agricole, soit l'épandage intensif sur terrains sablonneux avec ou sans les cultures sus-indiquées, il conviendra de solubiliser préalablement les matières organiques contenues dans les eaux d'égout en faisant séjourner celles-ci pendant 24 heures dans des *fosses septiques*.

L'épuration par le sol s'effectuera alors dans des conditions parfaites, et on évitera tout colmatage par la suppression des boues. On réalisera du même coup une importante économie de main-d'œuvre qui compensera largement les frais de construction des fosses.

Chaque fois que l'un des systèmes d'épuration qui précèdent ne s'imposera pas pour les raisons très spéciales que nous avons indiquées, on devra s'adresser de préférence aux *procédés biologiques*, parce qu'ils présentent le maximum d'efficacité avec le minimum de dépenses.

Les procédés biologiques conviennent à merveille dans tous les cas où il s'agit de traiter des eaux de tout à l'égout de faible ou de moyenne concentration et contenant des matières de vidange.

Lorsqu'on aura à épurer de très grands volumes d'eau et qu'on n'éprouvera pas trop de difficultés à se procurer les surfaces nécessaires, on adoptera avantageusement la méthode de distribution intermittente sur *lits bactériens à double contact*. Avec cette méthode, aucun mécanisme n'est indis-

pensable, aucun accident n'est à craindre et la marche de l'é-
puration reste très régulière en toutes saisons.

Ses seuls inconvénients sont :

1° Qu'elle nécessite une hauteur de chute de 2^m,50 environ
pour les deux contacts, depuis le point de sortie des fosses
septiques ;

2° Que le taux de l'épuration ne dépasse généralement pas
86 pour 100, et qu'elle fournit un débit maximum de 500 litres
par mètre carré de surface et par jour.

Lorsque l'épuration devra porter sur un volume inférieur à
10.000 mètres cubes par jour, il sera la plupart du temps
avantageux de recourir aux *filtres bactériens à percolation* avec
distributeurs automatiques (*Fiddian, Sprinklers*, ou, plus simplement, *siphons à chasses intermittentes*).

Ces appareils peuvent fonctionner d'une manière très satisfaisante avec une hauteur de chute minima de 1^m,75 à 2 mètres
et leur débit moyen s'élève à environ 1 mètre cube d'eau
épurée par mètre carré de surface et par jour, avec un coefficient d'épuration pouvant atteindre 92 pour 100.

Soit que l'on choisse les lits bactériens à double contact,
soit que l'on préfère les filtres à percolation, il est essentiel
de solubiliser préalablement et aussi complètement que
possible, dans des fosses septiques bien construites, les matières organiques entraînées dans les eaux d'égout. Plus cette
solubilisation est parfaite, plus l'épuration finale est satisfaisante.

Dans tous les cas, on ne devra jamais considérer comme
potables les eaux épurées par l'un quelconque des systèmes
biologiques, pas plus d'ailleurs que celles épurées par les procédés chimiques ou par l'épandage. Ces eaux renferment toujours des microbes en plus ou moins grand nombre et quelques-uns de ceux-ci peuvent accidentellement appartenir à
des espèces pathogènes.

S'il arrivait qu'on fût obligé de s'en servir immédiatement
ou de les déverser dans un cours d'eau à faible débit servant
à l'alimentation d'une ville ou d'un village, ou dans la mer au
voisinage de parcs à huîtres, il faudrait réaliser leur purification bactériologique complète, soit par des filtres à sable fin
(dont un type très recommandable est le filtre américain à

grand débit *Jewell*), soit par les appareils beaucoup plus efficaces de stérilisation par l'ozone.

Hâtons-nous d'ajouter que la nécessité de cette épuration
complémentaire ou de cette *stérilisation* des eaux d'égout
épurées ne se présentera probablement nulle part et qu'il
serait ridicule d'imposer, sans raisons exceptionnellement
graves, aux municipalités, ce luxe inutile et onéreux ! La seule
chose qu'on soit en droit d'exiger légitimement des villes est
qu'elles rendent aux rivières ou aux fleuves des *eaux dont le
degré de pollution ne soit pas sensiblement plus élevé que celles
qu'elles leur ont elles-mêmes empruntées.*

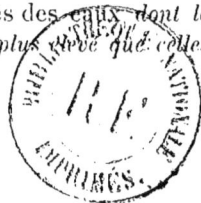

TABLE DES MATIÈRES

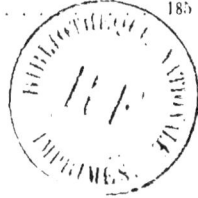

TABLE DES PLANCHES ET FIGURES

PLANCHES

FIGURES

GRAPHIQUES

CALMETTE.   15

55898. — PARIS. IMPRIMERIE GÉNÉRALE LAHURE
9, rue de Fleurus.

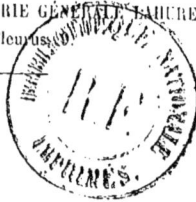

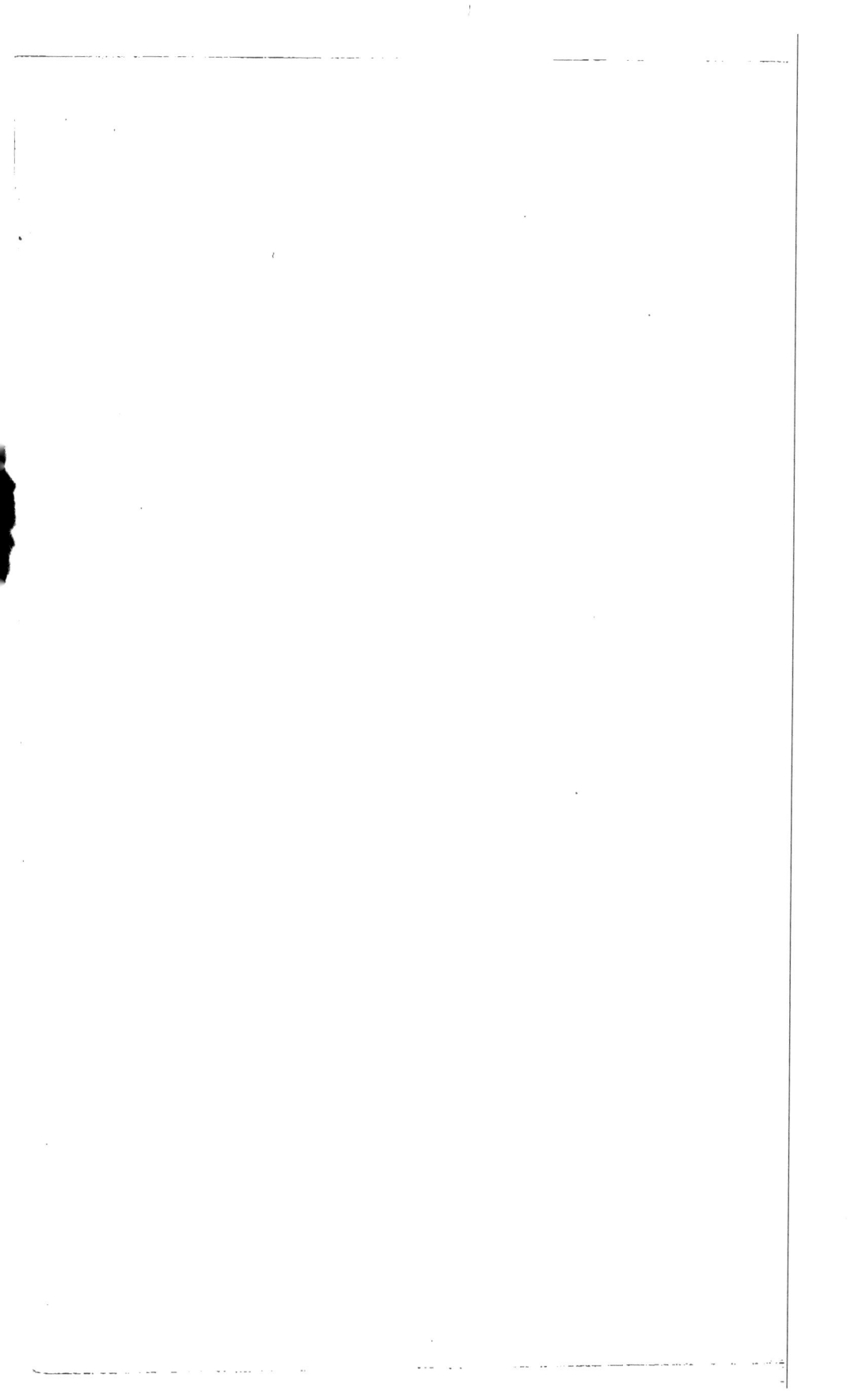

www.ingramcontent.com/pod-product-compliance
Lightning Source LLC
Chambersburg PA
CBHW070508200326
41519CB00013B/2751